SAÚDE E DOCÊNCIA

CONFIGURAÇÕES DOCENTES E O BEM-ESTAR
NA EDUCAÇÃO FÍSICA ESCOLAR

Editora Appris Ltda.
1.ª Edição - Copyright© 2024 dos autores
Direitos de Edição Reservados à Editora Appris Ltda.

Catalogação na Fonte
Elaborado por: Josefina A. S. Guedes
Bibliotecária CRB 9/870

F639s
2024
	Florêncio, Samara Queiroz do Nascimento
	  Saúde e docência: configurações docentes e o bem-estar na educação física escolar / Samara Queiroz do Nascimento Florêncio.
	   1. ed. – Curitiba: Appris, 2024.
	   125 p. ; 23 cm. – (Educação física e esportes).
	
	   Inclui referências.
	   ISBN 978-65-250-5605-0
	
	   1. Educação física – Estudo e ensino. 2. Educação física para crianças 3. Saúde. 4. Bem-estar. I. Título. II. Série.
	
	                                                                  CDD 796.07

Livro de acordo com a normalização técnica da ABNT

Appris _editora_

Editora e Livraria Appris Ltda.
Av. Manoel Ribas, 2265 – Mercês
Curitiba/PR – CEP: 80810-002
Tel. (41) 3156 - 4731
www.editoraappris.com.br

Printed in Brazil
Impresso no Brasil

Samara Queiroz do Nascimento Florêncio

SAÚDE E DOCÊNCIA

CONFIGURAÇÕES DOCENTES E O BEM-ESTAR NA EDUCAÇÃO FÍSICA ESCOLAR

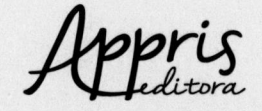

FICHA TÉCNICA

EDITORIAL	Augusto V. de A. Coelho
	Sara C. de Andrade Coelho
COMITÊ EDITORIAL	Marli Caetano
	Andréa Barbosa Gouveia - UFPR
	Edmeire C. Pereira - UFPR
	Iraneide da Silva - UFC
	Jacques de Lima Ferreira - UP
SUPERVISOR DA PRODUÇÃO	Renata Cristina Lopes Miccelli
PRODUÇÃO EDITORIAL	Bruna Holmen
REVISÃO	Marcela Vidal Machado
DIAGRAMAÇÃO	Yaidiris Torres
CAPA	Julie Lopes

COMITÊ CIENTÍFICO DA COLEÇÃO EDUCAÇÃO FÍSICA E ESPORTE

DIREÇÃO CIENTÍFICA **Valdomiro de Oliveira (UFPR)**

CONSULTORES

Gislaine Cristina Vagetti (Unespar)	Arli Ramos de Oliveira (UEL)
Carlos Molena (Fafipa)	Dartgnan Pinto Guedes (Unopar)
Valter Filho Cordeiro Barbosa (Ufsc)	Nelson Nardo Junior (UEM)
João Paulo Borin (Unicamp)	José Airton de Freitas Pontes Junior (UFC)
Roberto Rodrigues Paes (Unicamp)	Laurita Schiavon (Unesp)

INTERNACIONAIS

Wagner de Campos (University Pitisburg-EUA)

Fabio Eduardo Fontana (University of Northern Iowa-EUA)

Ovande Furtado Junior (California State University-EUA)

Dizem que a melhor forma de educação se dá pelo exemplo, e das muitas coisas que aprendi te admirando foi, mesmo em meio ao caos, ter um coração feliz e grato, e de tudo que se pode ganhar nessa vida, o amor que recebi foi o mais valioso e suficiente para eu trilhar todo o meu caminho até aqui, e juntas comemorarmos, pois apesar de tudo, conseguimos!

Por tanto amor, a ti dedico. Mainha

Um outro que tornou meu sonho possível, que enxergou em mim para além do que eu mesmo enxergava, aquele que se dedica a formar, com amor e excelência, a este a qual chamam de orientador, eu o tenho como inspiração, pois ele nos ensina e nos convida a enxergar a vida em sua forma mais bela. Certamente esse livro não foi escrito só por mim, pois foi ele quem conduziu cuidadosamente o meu olhar. Por isso e por toda caminhada acadêmica, a ti dedico. Pierre Gomes-da-Silva.

AGRADECIMENTOS

Como toda situação se dá no encontro, não posso tomar como MINHA essa construção, mas como uma elaboração que compilei ao encontrar-me com muitos, nas mais diversas formas: ao meu esposo, pela parceria ao longo da caminhada, e aos meus irmãos, que me apoiam em meus projetos de vida, aos meus filhos por existirem em meu viver, ademais a família, amigos, colegas de trabalho, alunos. A cada encontro uma nova ideia, uma nova palavra, uma nova reflexão, um novo olhar, uma nova motivação, um novo incentivo, um novo sentimento, um novo texto configurado.

Em especial expresso minha gratidão a dois professores que foram minha inspiração e imprescindíveis para minha formação como professora/pesquisadora/ser brincante. Soraya Di Pace Arruda e Pierre Normando Gomes-da-Silva, vocês são a personificação do amor à docência, do amor à formação humana, e a concretude da competência docente, porque vocês nunca estiveram presos a conteúdos, vocês ensinam para a vida e para o amor; ainda mais, vocês ensinam com o sorriso que expressam no rosto e carregam no coração. Abro espaço para dizer a ti, Soraya Di Pace, que seu olhar cuidadoso mudou meu percurso de vida, me levando a ANDANÇAS profusas.

Agradeço, também, aos três professores colaboradores que abriram as portas das suas aulas, permitindo que adentrássemos as suas individualidades pedagógicas, tornando possível nosso diálogo a partir deste lugar que é tão próprio de cada docente.

Não posso deixar de agradecer aos meus queridos alunos, que me dão ânimo para continuar na defesa de uma educação alegre, encantadora e transformadora. É por vocês que continuamente eu reafirmo que é preciso defender o amor na/pela educação.

Ademais, agradeço a todos que por aqui se aventurarem, neste diálogo que se inicia com nossa perspectiva e sentimento, mas que se expandirá com o olhar de cada um e cada uma de vocês.

APRESENTAÇÃO

Este livro aborda as implicações dos modos como o professor de Educação Física pratica a docência e o bem-estar pessoal, social e ambiental vividos. Esse tema me encanta, primeiramente, por estar atrelado às minhas memórias antigas, vividas e marcadas pela fluidez de professores apaixonados que com maestria me apresentaram em ponto de entrecruzamento entre o dever e o prazer, um lugar possível de amor e profissionalismo. Os referenciais que me trouxeram a esse lugar de escrita efluíram do meu contexto vivido, de minha historicidade como aluna, professora, mãe e pesquisadora do viver. Então, reconheço-me na fenomenologia heideggeriana, ao elucidar que todo problema já é pessoal, pois parte de um ser com seu modo de pensar e de viver.

Durante meus 12 anos como professora, dividi experiências com muitos professores com falas adoecidas, desesperançadas. Em vários momentos, também me vi tomada pelas tensões que se apresentam constantemente no fazer do professor e, em algumas circunstâncias, precisei revisitar meus ideais sobre "a professora que queria ser", para não me deixar esmorecer pelo sistema, pela desesperança ou pelo adoecimento do outro. Comecei a enxergar outro tipo de adoecimento que se aproxima da prática docente – o desgaste mental. No entanto, também partilhei momentos com alguns colegas docentes que me mostraram modos saudáveis de ser e de habitar o espaço-tempo da sala de aula, revelando um lado do trabalho permeado de leveza, beleza, zelo e encantamento. Essas diferenças no modo de reagir às (in)satisfações docentes sempre me inquietaram, e é sobre elas que os convido a refletir neste livro.

Também influenciou meu modo de perceber a docência a minha aproximação com a Escola Brincante, laboratório onde estou em formação e encantamento desde 2009. Nesse Grupo de Pesquisa fui vendo se delinear a Pedagogia da Corporeidade (PC), um método de ensino e pesquisa que nos convida a brincar, a amar e a criar[1]. Essa é a teoria base que conduzirá nosso olhar para a docência no decorrer do livro. Passei a reconhecer no dia a dia, nos encontros com o grupo, que a ambiência gerada me deixava mais calma, mais esperançosa, e fui percebendo que o sorriso do professor provocava

---

[1]   Sinta-se convidado a visitar: https://escolabrincante.wixsite.com/novo.

também sorrisos em mim, que a frequência da respiração nos instantes de orientação influenciava meu ritmo de falar, que as leituras sugeridas interferiam em meu modo de perceber o mundo, e os rituais simbólicos vividos no grupo aguçavam minha forma de sentir. Assim, aos poucos, fui tomando a consciência de que não aprendi "sobre" a PC, e sim "com" ela, em todo esse movimento que vive o grupo no sentir, reagir e refletir.

Ao passo que vi se configurar em mim um viver brincante, como ser, como professora, como mãe ou pesquisadora, ao me perceber influenciada pelas diversas referências, sobretudo pela PC, e de reconhecer a luta dos professores no cotidiano da escola para melhorar as condições de trabalho e partilhar com eles a necessidade de falar e de militar em favor de ambientes favoráveis à saúde docente, foi que impulsionei meu olhar para compreender como podemos produzir situações de ensino e aprendizagem mais integradas, vívidas e envolventes.

Assim, convido-os a refletir esse modo mais saudável de ser docente, a partir das seções que lhes apresento. Inicio com a introdução, a partir da seguinte questão: "Por que falar sobre bem-estar docente?", tecendo considerações sobre o mal-estar e adoecimento docente e suas implicações negativas na docência, expondo, assim, o motivo pelo qual decidimos tomar o caminho do discurso sobre o bem-estar e sua relevância no tocante aos seus aspectos sociais e científicos. Após a introdução, passamos para a seção 1, com o tópico *"Diálogos sobre a docência e o bem-estar"*, apresentando os pressupostos teóricos a partir de três subseções. Na primeira, *"A docência como um lugar do brincar e viver saudável"*, tecemos aproximações com os autores que nos precedem no olhar para a educação, sob a ótica da saúde e do afeto; na sequência, a segunda sessão, *"Pedagogia da Corporeidade: um diálogo sobre corporeidade, configuração e ecologias do ensinar"*, aborda a PC, discutindo os conceitos de corporeidade, situação de movimento, configuração docente e zona de corporeidade; e por fim, no terceiro subtópico, *"Docência, Educação Física e o bem-estar subjetivo"*, realizamos um levantamento das principais produções relativas à saúde e ao bem-estar dos professores de Educação Física, bem como discutimos o conceito de bem-estar subjetivo.

Na parte 2, *"Delineando o percurso investigativo"*, apresentamos os caminhos trilhados na investigação que nos conduziram à escrita deste livro.

Adentramos a parte 3, *"Modelagens e modulações do bem-estar na docência"*, discorremos sobre as configurações docentes e suas relações com a promoção do bem-estar, dialogando com as ecologias pessoal, social e ambiental do professor de Educação Física na situação de movimento docente.

Por último, mas não menos importante, finalizamos com um questionamento, *"O que concluímos até este ponto?"*. Aqui caminhamos para as conclusões iniciais que finalizam esta narrativa, reafirmando a necessidade de continuarmos o diálogo sobre a produção e promoção do bem-estar na docência.

PREFÁCIO

A docência pode ser saudável

Este livro é resultado de pesquisa doutoral, rigorosa, quatro anos de investigação. Leva adiante um projeto, já clássico, de compreender a docência como uma ciência. Uma ciência de fazer o outro conhecer o mundo e a si mesmo. A profissão professor, por dentro do cotidiano escolar, é vista por Samara Queiroz Florêncio com uma cuidadosa delicadeza, que cada leitor, docente ou não, se sentirá contemplado e homenageado.

O tema da docência é caro a Samara Queiroz. Ela o prescruta desde sua graduação, mestrado e agora doutorado. Destaco, a linguagem, mesmo acadêmica, não se parece em nada ao academicismo técnico, hermético, mas flui de modo poético. Sua investigação se refere tanto ao que leva uma pessoa à docência, os processos de construção de identificação profissional e até tornar-se extensão existencial. Quanto busca conhecer a faina desse trabalhador e trabalhadora, em seu dia a dia, especialmente aqueles e aquelas profissionais, que conseguem manter o ofício de ensinar como algo encantador. Encantamento pela sensorialidade dos corpos em movimento, corporeidade de uns em relação aos outros, enfeitiçados pela aptidão de sentir, reagir e refletir. E, principalmente, encantados pelo evoluir para o ainda não sentido, não feito e não refletido. Reflexão aqui é sempre da prática. Enfim, professores e professoras encantados com o sentido que a historicidade do conhecimento cria em cada turma, em cada ano letivo.

Tive a honra de orientar esse trabalho. Samara foi quem utilizou o método de pesquisa da Pedagogia da Corporeidade para conhecer o universo da docência e para cooperar com a formação continuada dos docentes pesquisados.

Seu ponto de partida? Reconhecer o mundo da vida da docência como uma ecologia, portanto, uma prática pertencente ao seu habitat, em sua relação vital com os outros seres e espaços da escola. O ensino, assim, não se restringe a um conjunto de competências ou de saberes, mas se complexifica numa configuração relacional. Daí passar a descrever e analisar o modo de agir dos docentes, tanto em suas tendências habituais quanto em suas disposições para alterar, a depender das modificações por que sofrem o meio ambiente físico e social. Assim, a escola, ou melhor, a sala de aula é compreendida como espaço profissional, exigente, desgastante, mas especialmente como habitação, morada, lugar seguro para desenvolver-se.

Conforme as condições circunstanciais, corporais, relacionais, espaciais e de recursos didáticos disponíveis, os professores e professoras agem, se comunicam. A comunicação analisada, antes de se referir ao conteúdo das mensagens, se refere aos movimentos dos docentes em aula, seus gestos, posições, posturas, ocupações, contatos visuais, p.ex., "olhar direto" e contatos corporais, p.ex., "mão no ombro" com os alunos e as alunas. A esta "comunicação fática", porque afirma autoreflexivamente, o pacto simbólico entre os sujeitos comunicantes, denominou de "situação de movimento docente": toda movimentação de interação que se estabelece em aula. Nessa situação está incluso a vestimenta (cor, tecido, tamanho...), o uso da voz, seja com palavras-comandos, p.ex., "vai!", seja por palavras-incentivo, p.ex., "isso". Também o uso de intensidades e frequência da voz, foram igualmente contempladas como fazendo parte da situação comunicativa docente.

Samara, na contramão do discurso pesaroso, chama professores e professoras a exercerem sua profissionalidade com leveza, apesar das forças contrárias, ao possibilitar-lhes situações que favoreçam o bem-estar. O exercício docente necessita de certos cuidados. E, que tal, o professor começar a entender-se no processo: identificando o que lhe faz adoecer e o que lhe mantém em bem-estar, respeitando seus limites e não desistindo de suas potencialidades. Para isso é preciso conjugar cuidado e ensino como complementares, como atividades fundadas na aceitação de si mesmo e na dependência de uma complexa rede de interações.

A significação do ensino-aprendizagem não se precipita sobre o conhecimento que o mestre ou a mestre possui, com sua capacidade de transmiti-lo, nem está na capacidade do aluno ou da aluna em apreender todo o ensinado, participando ativamente do processo. Mas na ocorrência comunicativa, comum a ambos em meio a circunstância criada. Uma comunidade de conhecimento pode ser formada a cada encontro e na sequência dos encontros regulares. Professores e professoras, alunos e alunas naquele meio escolar, com hora marcada, participam de uma mesma ecologia cognitiva. Uma espécie de rede neural é formada. Porque mais do que transmitir e assimilar um conteúdo temático, a rede indica o modo como esses sujeitos se interrelacionam, mediados pelo conhecimento, pelos equipamentos, como estabelecem interações, processam e respondem aos estímulos do conhecimento proposto, fazendo associações ao cotidiano.

Desse modo, pela Pedagogia da Corporeidade, Samara vai tecendo o cotidiano do professor pelas ecologias. Para além da ecologia mental ou cognitiva criada em aula, há outras ecologias entrecruzando, uma se refere ao cuidado pessoal do professor e da professora consigo mesma, enquanto ministra, comunica, interage, interpreta, avalia, disciplina. O cuidado de si mesmo no trabalho docente em educação física, nas quadras, campos e pátios, cobertos e descobertos, projetando a voz, mantendo a qualidade de atenção nas ações de cada aluno e aluna, em cada canto da aula. Esse cuidado-ensino consigo mesmo em cada uma das suas múltiplas ações é um pouco da Ecologia Pessoal. Mas há outras ecologias no trabalho docente tratadas por Samara, no entanto, não vou estragar o prazer do leitor e da leitora em descobrirem por si mesmos.

Por fim, o maior destaque que Samara oferece em seu livro sobre o trabalho docente é sobre o "bem-estar subjetivo". Como numa mensagem subliminar, escuta-se ela dizer: "ei, professor e professora, divirtam-se em suas aulas, brinquem com seus alunos, participem dos jogos com eles, conduzam suas aulas sem perder o contentamento". Para além das questões sociais, políticas e econômicas que interferem diretamente na saúde do professor, pesquisas também indicam que é o ambiente de sala de aula é aquele fator que mais adoece. O contentamento diário na ação do professor lhe produz bem-estar subjetivo.

Os professores e professoras de educação física investigados neste trabalho nos ensinam como a manutenção do encantamento funciona como uma liga entre docente e discentes, como uma força capaz de impregnar a todos com o conhecimento. Encantamento ou contentamento em ensinar, defendido pela Pedagogia da Corporeidade, se refere a uma necessidade do ser vivo para com o *estar-com*. É uma ordem biológica para todos aqueles que precisam que um outro os segure para se desenvolverem.

Este é um pouco do muito que vocês encontrarão na leitura deste trabalho. Boa leitura.

Pierre Normando Gomes-da-Silva
Professor da Universidade Federal da Paraíba

SUMÁRIO

Introdução

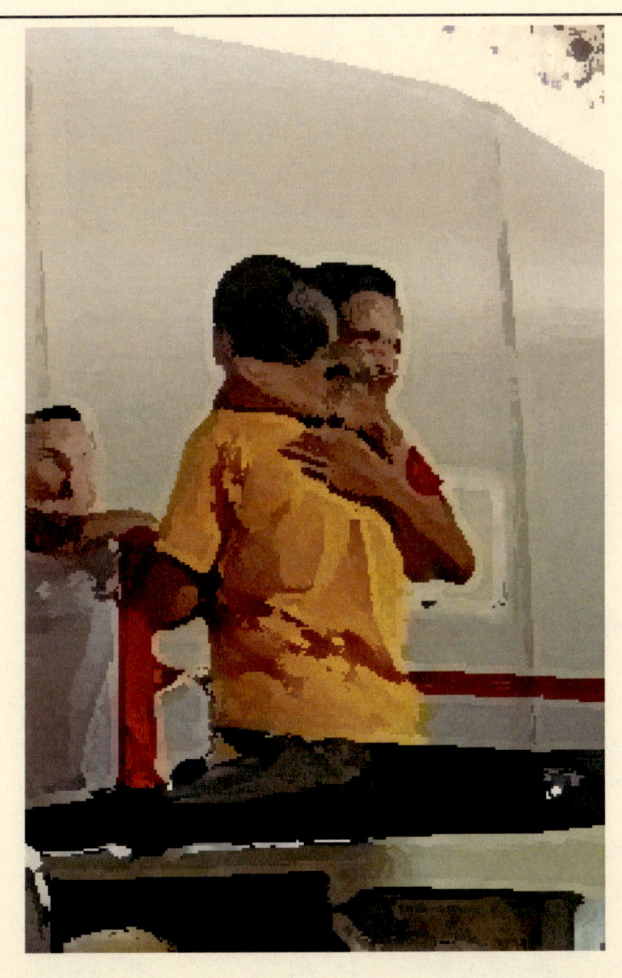

A imagem que abre o capítulo retrata o abraço, revela uma atitude de quem se afeiçoa, de quem se sente bem. Ao abraçar e ser abraçada, a professora reverbera uma ambiência de acolhimento, demonstrando afeição por aquele a quem ela ensina. Quando se abraça, gera-se uma ambiência de bem-estar, que influencia não só o aluno, mas a si mesma quando se sente também querida por seus alunos. E o que isso tem a ver com a qualidade do ensino? É sobre isso que os convido a dialogar.

Para além das inquietações pessoais como professora durante os últimos 12 anos, que foi apresentado a vocês na abertura deste livro, passamos a dialogar com outros autores visando compreender como a ciência tem tratado essa questão. Ao passo que reconhecemos o crescimento acerca das discussões sobre a docência, destacamos, entre os temas abordados, a saúde do docente (SANTOS *et al.*, 2019).

Este cenário de inquietude com a saúde do professor tem se justificado pelo aumento do índice de adoecimento dos professores, decorrente de múltiplos fatores, como a precarização do trabalho docente e as dificuldades relacionais da profissão, seja com os alunos, seja com os pares ou apoio pedagógico e psicológico (TOSTES *et al.*, 2018). Considerando esse panorama geral, inquietamo-nos por saber como é essa realidade no âmbito da Educação Física.

Após uma análise das pesquisas que abordam essa temática, disponibilizados nas bases de dados Biblioteca Virtual da Saúde (BVS), no Scielo e no Portal Capes até o ano de 2021, constatamos que os estudos que versam sobre a saúde docente na Educação Física têm dado maior atenção aos professores atuantes no ensino básico e no público. No tocante às regiões investigadas, há uma concentração de pesquisas realizadas na Região Sul do país, seguida da Região Sudeste, e um número reduzido de publicações que apresentaram como contexto as regiões Nordeste e Centro-Oeste.

Quanto aos objetivos elencados, há um número elevado de estudos que abordam a discussão com base no estilo de vida dos professores e na qualidade de vida no trabalho, considerando aspectos como níveis de atividade física, tempo de lazer, aspectos nutricionais e bem-estar (MOREIRA *et al.*, 2010a; 2010b; CANABARRO; NEUTZLING; ROMBALD, 2011; SOUZA; COSTA, 2011; BOTH *et al.*, 2010; 2013; 2017a; VEIGA *et al.*, 2017). Outro foco foi direcionado às percepções dos professores sobre suas satisfações e insatisfações e os motivadores da permanência ou do desinvestimento nessa área (ALMEIDA; HECKERT; BARROS, 2011; IAOCHITE *et al.*, 2011; FOLLE; NASCIMENTO, 2011; REBOLO; BUENO, 2014; FARIAS *et al.*, 2015; OLIVEIRA; RIBEIRO; AFONSO, 2018; BAHIA *et al.*, 2018; FAVATTO; BOTH, 2019). Ademais, os estudos de Pozzatti *et al.* (2015), Frizzo e Bopsin (2017) focam as condições de trabalho associadas à saúde docente.

No que se refere à metodologia empregada e aos instrumentos de coleta de dados utilizados, percebemos uma predominância na abordagem quantitativa nos estudos de Both *et al.* (2010; 2013; 2017), Moreira *et al.*

(2010a; 2010b), Iaochite *et al.* (2011), Canabarro, Neutzling e Rombald (2011), Farias *et al.* (2015), Veiga *et al.* (2017) e Bahia *et al.* (2018). A maioria desses estudos é transversal, e os instrumentos mais utilizados na coleta dos dados dos estudos de Both *et al.* (2010; 2013; 2017), Moreira *et al.* (2010a; 2010b), Canabarro, Neutzling e Rombald (2011), Iaochite *et al.* (2011), Pozzatti *et al.* (2015), Frizzo e Bopsin (2017), Veiga *et al.* (2017), Oliveira, Ribeiro e Afonso (2018) e Bahia *et al.* (2018) foram os questionários. Entre eles, os mais utilizados foram a Escala de Avaliação da Qualidade de Vida no Trabalho (QVT) e o Perfil do Estilo de Vida Individual (PEVI).

Nos estudos qualitativos, há uma predominância do uso da entrevista, como nos estudos de Almeida, Heckert e Barros (2011), Folle e Nascimento (2011), Frizzo e Bopsin (2017) e Favatto e Both (2019) e de outros instrumentos associados, como o diário de campo, a observação e a análise documental. No tangente aos sujeitos investigados, os estudos abrangem os dois gêneros, cujas carreiras são variadas.

A partir do levantamento e da análise dos estudos, percebemos uma escassez de publicações nacionais sobre o tema "saúde e bem-estar" envolvendo os professores de Educação Física escolar, sobretudo na Região Nordeste. Os estudos de Almeida, Heckert e Barros (2011), Both *et al.* (2017; 2013) e Favatto e Both (2019) apontam que é preciso ampliar o olhar para a cotidianidade da atividade docente, lançando mão de estudos de cunho qualitativo, por entender que esse assunto é complexo e requer olhares diversos que possibilitem ampliar o conhecimento em torno do foco de estudo. Corroboramos o pensamento de Maia *et al.* (2017), de que a construção de uma realidade saudável não é um dado natural, mas um fator de conquista social, organizacional e pessoal. Por conseguinte, consideramos que poucos estudos avançam no sentido de compreender quais fatores ou características na situação de aula podem auxiliar o docente em seu processo de construção de ambiências de bem-estar.

Dada essa compreensão é que nos aproximamos da Pedagogia da Corporeidade (PC), uma teoria-metodologia semiótica para o ensino de Educação Física, que vem sendo desenvolvida por Gomes-da-Silva (2011). Gomes-da-Silva (2016) reconhece que precisamos dar visibilidade às significações que impulsionam os estados de prazer na situação pedagógica, por acreditar que a falta desse sentimento pode provocar a desidentificação, favorecendo o adoecimento dos professores. Reafirmam Betti e Gomes-da-Silva (2019) que, no exercício docente, é indissociável a relação entre o dever e o prazer, e a repercussão dessa condição dicotômica não traz consequências apenas para quem exerce a profissão insatisfeito, mas reverbera naqueles que estão ao seu redor, alunos, colegas, escola. Por essa razão, defendemos que é preciso cuidar do bem-estar, do prazer de ensinar, do prazer de aprender e almejar melhores condições para o exercício da docência e para uma educação de boa qualidade.

Na PC, o processo de educação é, antes de tudo, um ato de realização, há um prazer na docência – o de se entregar à situação, semelhante ao brincar, como o lugar de reconfigurações mais adoecidas, para configurações existenciais mais integrativas consigo e com o entorno (GOMES-DA-SILVA, 2015). Sugere-se aqui o sentido de amar e de brincar não como atos romantizados, ingênuos, mas como modos de ser da presença, como Heidegger (1997) chama. Os modos de ser da presença do professor estabelecem o relacionamento integral entre professor-aluno-meio, minimizando as condições negativas sobrepostas ao trabalho docente e favorecendo situações pedagógicas mais prazerosas e efetivas.

Compreender o sentido da saúde docente em sua cotidianidade, em seu modo de agir na circunstância, é valorizar as subjetividades docentes que proporcionam ambiências saudáveis e evidenciar as estratégias que os professores utilizam para lidar com as adversidades em sala de aula. Nessa perspectiva fenomenológica, abordamos a docência como uma ocorrência técnica com caráter ontológico. Logo, seu modo mais saudável de ser-junto-com-o-outro.

Há tempos que o conceito de saúde, numa perspectiva puramente biológica, tido como ausência de doença vem sendo questionado (SEGRE; FERRAZ, 1997). Nessa direção segue nosso entendimento de que a saúde também passa por uma construção subjetiva dos sujeitos e que, na docência, essa construção perpassa as singularidades do cotidiano do professor em sala de aula, na relação com o outro-aluno e com o mundo-escola. Assim, a promoção e valorização de ambientes de aula saudáveis estão relacionadas também à corporeidade docente.

Assinalamos corporeidade docente como os modos de ser do professor nas interações no ambiente da própria situação de movimento docente. Para Gomes-da-Silva (2015), a corporeidade diz da compreensão do ser humano e do universo em interação e composição como uma estética existencial.

> Dizer corporeidade, na perspectiva da PC, significa compreender as possibilidades de configurações dadas nas Zonas

de Corporeidade. Daí porque corporeidade é estado estético constituído pelas experiências advindas tanto do particular quanto do histórico (GOMES-DA-SILVA, 2015, p. 29).

Isso quer dizer que, como uma forma plasmada, a corporeidade docente vai ganhando formas por meio dos processos de aprendizagem do ser professor. À medida que o professor interage no ambiente escolar, ele vai aprendendo sobre a cultura escolar, e ao passo que vai configurando o ambiente, vai sendo, também, por ele configurado. Nossa compreensão é de que, nessa construção, que é também subjetiva, é possível valorizar modos de ser mais ou menos saudáveis. No dizer de Almeida, Heckert e Barros (2011), a construção da saúde no trabalho docente começa com a tentativa de se redesenhar parcialmente o meio em que se vive. É preciso ressignificar os discursos, os espaços e os investimentos na produção e na promoção da saúde docente, reconhecendo as próprias relações que são construídas dentro da sala de aula.

Como afirma Gomes-da-Silva (2015), a corporeidade ocorre num processo de modelização, ou seja, um configurar e desconfigurar constante de reconfiguração. Assim, o professor vai aprendendo a ser professor e constituindo sua configuração, que é um signo icônico, "uma forma estética, um desenho existencial, provisório, em movimento, podendo tornar-se hábito rígido" (GOMES-DA-SILVA, 2015, p. 42). Essa configuração se dá na zona que "envolve os sujeitos, os espaços, os objetos e o tempo do ato comunicativo" todos em co-configuração (GOMES-DA-SILVA, 2015).

Para o autor, a configuração organiza-se pela qualidade da interação dos elementos "imagéticos, diagramáticos e metafóricos". Na docência, o elemento imagético diz da modelação, que é relativa à imagem impressa, aos padrões de composição que vão da apropriação da estética corporal aos modos de se portar (andar, falar, gesticular e outros). São todos os elementos visíveis que se apresentam no decorrer da aula, como os modos de falar do professor e dos alunos, os materiais que utilizam, as posições e os espaços habitados, bem como as feições expressas e tantos outros componentes da situação. O elemento diagramático envolve a modulação, que se refere às cargas afetivas, às ondas energéticas e às adesões ideológicas, que se apresentam nas sensações percebidas de desânimo, de alegria, de envolvimento e de euforia, por exemplo. Na modelação e na modulação, apresenta-se o desenho existencial, isto é, o elemento metafórico, que tem o poder representativo em nível de qualidade, como uma identidade posta à mostra.

Ao nosso entender, há configurações docentes que tendenciam para modos de ser mais saudáveis em sala de aula, e essa construção é também configurada e reconfigurada na interação professor-aluno-meio. Assim, acreditamos que o diálogo entre saúde e educação deve ser efetivado, valorizando, sobretudo, as construções de interações saudáveis que emanam da prática pedagógica. Araújo (1997, p. 41) afirma que:

> [...] a sala de aula implica fundamentalmente na relação professor-aluno, relação essa sobredeterminante em relação às demais no interior da escola. Dentro dela (sala de aula), só o professor e seus alunos vivenciam, em tempo parcial e determinado, a complexa trama da existência humana, encaminhados que são por um tipo de fenômeno educativo, o escolar. E assim sucede em cada professor e seus alunos, sem que uns e outros deem conta de suas respectivas vivências, a não ser de um modo abstrato. Quando isso ocorre, ensaiam-se teorizações para a sala de aula, o que sempre apresenta limites e, portanto, desafios, tendo em vista o caráter vivencial da relação professor-aluno.

Entendemos que, quanto mais próximos estivermos do cotidiano da sala de aula e quanto mais dirigirmos nosso olhar para as relações de saúde e os modos de ser dentro desse ambiente cultural e singular, mais poderemos entender as significações que perpassam o processo de construção das relações saudáveis em sala de aula. Assim, neste livro vislumbramos refletir acerca de tal questionamento: que modos de configurações docentes se relacionam com as experiências de bem-estar e as situações de movimento?

Nessa perspectiva, nosso estudo tem como objetivo geral analisar as diferentes configurações do professor de Educação Física em situações de movimento e suas relações com o bem-estar. Para isso, elencamos os seguintes objetivos específicos: a) reconhecer os processos de modelação e modulação nas situações de movimento; b) caracterizar as zonas de corporeidade produtoras de bem-estar nas situações de movimento; e c) desvelar as configurações docentes nas situações de movimento em relação ao bem-estar.

Partimos da tese de que configurações mais integradas favorecem a produção de coordenadas mais saudáveis do professor consigo mesmo, com o outro e com o meio.

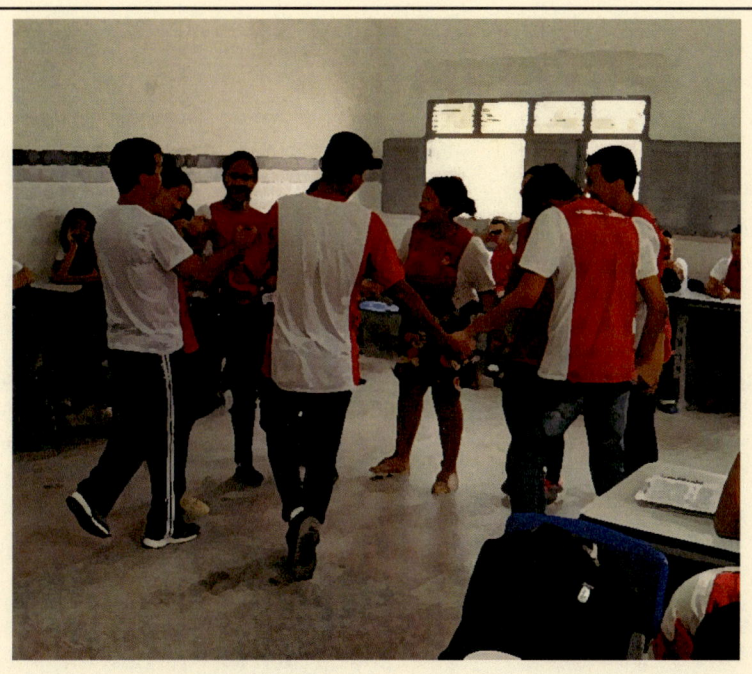

Parte 1

Diálogos sobre a docência e o bem-estar

As mãos dadas simbolizam o ser-com-o-outro, favorecem o sentimento de unidade, de estar junto. Quando se valoriza o sentimento de grupo, reverbera-se a sensação de identificação, primeiro passo para dar sentido de pertencimento. Eu sou com eles, eles são comigo, professor e alunos se configurando. Assim também configuramos nosso modo de pensar o bem-estar docente, ninguém produz conhecimento sozinho, é no partilhar de mundo que vamos desvelando novos pensamentos, novas formas de perceber, e a partir dessa zona de colaboração vamos aprofundando nosso modo de pensar. Convido-os a conhecer quem nos antecede e com quem dialogamos na arte de refletir sobre o bem-estar docente.

1.1 A docência como um lugar do brincar e viver saudável

Ao tratar da docência, aproximamo-nos, com reservas, do romantismo filosófico, um movimento que começou na Alemanha, no século XVIII, e destacamos o pensamento de Friedrich Schiller, que une razão e sensibilidade pelo impulso lúdico (SILVEIRA, 2012). Esse movimento tem como principais representantes: Johann Georg Hamann, Johann Gottfried von Herder, Friedrich Maximilian von Klinger, Jakob Michael Reinhold Lenz, Heinrich Leopold Wagner, Johann Wolfgang von Goethe e Schiller e abriu caminhos para novos pensamentos acerca da arte, da vida e do próprio pensamento (ANDRADE, 2011).

> Schiller propõe o balanceamento entre o impulso sensível (Natureza) e o impulso formal (Estado), do que resulta o impulso lúdico (necessidade física e moral a um só tempo). Podemos depreender daí que a falta de harmonia entre a natureza e o estado condiciona a reflexão permanente, a inadaptação e a insatisfação. Sendo escravo da natureza ou legislador, o homem não se liberta e deixa de conhecer a luz em si (ANDRADE, 2011, p. 30).

À luz de Schiller (1995), o conhecimento é o encontro do homem com a liberdade e a busca incessante pelo reencontro com a natureza. Diz respeito ao gosto e à estética como uma forma de se reconectar. Permita-nos uma analogia ao pensamento de Schiller (1991; 1995), em um tempo em que a valorização do ser na escola está sendo negligenciada, em que o desencantamento com a realidade educacional tem gerado sentimento de fracasso e de impotência, desinvestimentos e fingimentos, precisamos atentar para o lugar do lúdico, do gosto e da estética e nos reencantar com a busca pela liberdade de sermos cheios de vida no cotidiano da escola.

É preciso retomar o lugar do amor no fazer docente. Atentem, porém, para o sentido do amor, que aqui apresentamos, para que não sejamos conduzidos, durante a leitura, a uma concepção piegas, isto é, aquela que se dá sem o senso crítico, apenas como sentimentalismo. Amor, para nós, tem fundamento freireano, como um ato de coragem e de alegria com o conhecimento (FREIRE, 1996).

> É na convivência amorosa com seus alunos e na postura curiosa e aberta que assume e, ao mesmo tempo, provoca-os a se assumirem enquanto sujeitos sócio-histórico-culturais do ato de conhecer, é que ele pode falar do respeito à dignidade e autonomia do educando (FREIRE, 1996, p. 11).

O sentimentalismo está ligado ao conceito de excesso, aquilo que extrapola a ponto de colocar o sentimento sempre à frente do pensamento racional. Utilizando o pensamento de Schiller (1991, p. 17), ao caminhar pelo entendimento da poesia, não concebemos o ato amoroso como uma obra do criador ingênuo, tal como o descreve:

> Livre das regras que norteiam o ofício do artífice, no instante da criação a mão do artista se orienta pelo instinto, obedece espontaneamente apenas à própria natureza. Passado, no entanto, o momento da criação, o poeta ou artista, apesar de toda a mestria, não será absolutamente capaz de mostrar nem como reuniu as ideias em sua mente, nem como chegou a uma obra tão coerente e orgânica, que parece ter sido feita segundo uma intenção premeditada, embora não sirva a nenhuma finalidade específica.

Tal ideia nos remete a uma pintura infantil, em que, despretensiosamente, a criança pega uma folha de papel em branco e brinca com os pincéis, envolvida pelo prazer de criar, de experimentar o novo tom que surge com a mistura das cores, sem intenção de emitir suas opiniões, apenas expressar seus impulsos criativos momentâneos e, por vezes, acaba em belas obras artísticas.

Também não estamos falando da criação "sentimental" ligada puramente à atividade reflexiva ou reflexionam-te. Aqui, segundo Schiller (1991), o poeta não só reflete, mas também convida o leitor a percorrer o mesmo fio de raciocínio em relação ao objeto, indiferente à poesia ingênua, que não interessa à reflexão. Encontramo-nos na unidade reguladora que interpenetra os opostos em que "a poesia pode ser apreendida em todos os aspectos, mesmo os mais paradoxais, visto ser uma arte a um só tempo plástica e musical, bela e sublime, ingênua e sentimental" (SCHILLER, 1991, p. 40).

Partimos desse lugar onde o amor se irradia como gosto vivo por alguma coisa, como afeição e zelo. Não está no âmbito da pieguice, como sentimento destituído de reflexão, de racionalidade. Professor que ama o que faz não está longe da profissionalidade, quem sabe até porque ama, confere ainda mais rigor.

Não é inédito nem propriedade nossa falar sobre o amor, que é necessário ao ato pedagógico, e revelar o prazer que deve sentir aqueles que ensinam e aprendem. Muitos nos precederam nessa tarefa de defender uma educação que deve estar a favor dos sujeitos, das inteligências, do desenvolvimento do ser, da educação como ferramenta para um viver melhor, da corporeidade. Há muito, Alves (2002, p. 77) decidiu falar das coisas do encantamento que há na educação:

> [...] eu falo sobre coisas lindas que estão acontecendo por esse Brasil afora, no campo da educação. Porque o fato é que, a despeito de todas as coisas ruins e andando na direção contrária, há professores que amam os seus alunos e sentem prazer em ensinar.

Em outra perspectiva, está o pensamento de Gomes-da-Silva (2016), que faz um convite ao professor para experimentar o amor no fazer pedagógico, como força de realização, capaz de unir educandos e educadores em relação ao mundo, envolvendo-os em ações estéticas, éticas e lógicas. Para o autor, "Amar é estabelecer relacionamento integral com o outro-ambiente, encarnando-o" (GOMES-DA-SILVA, 2016, p. 98).

Tal como afirma Alves (2002), é necessário que o professor se transforme num mestre dos prazeres e que se deixe ser possuído pela alegria como no retorno a ser criança. O que não significa adotar uma atitude de poeta ingênuo. Complementa-se o pensamento a partir de Gomes-da-Silva (2016), ao afirmar que, no trabalho do professor, conhecimentos e cuidados são envolvidos com atenção ao que se passa em seu contexto existencial e profissional. Há um cuidado que ultrapassa a aquisição de diplomas, há um bem-fazer que suscita o pensamento, a reflexão.

Novaski (1997) nos instiga para o fato de que, ao pensar na sala de aula como um lugar de encontro de gente com gente, é imprescindível ter cuidado com os reducionismos prematuros e que o professor esteja atento aos apelos que, nem sempre, são verbais, para dar respostas responsáveis. Significa não se manter nos discursos opostos. É preciso, pois, adotar o ponto de entrecruzamento, de "olhar oblíquo", como afirma Bakthin (1988), ao se referir ao ponto de encontro entre a fala e a língua, dando atenção à entonação. Para nós, esse ponto de encontro é o lugar em que se conectam amorosidade e competência no fazer docente. Um fazer que confere significação, que dialoga entre mediação de conhecimento e efeito produzido no aprendente.

Alves (2002) assevera que toda boa educação deve estar centrada na inteligência e, para isso, precisa estar aliada à "ferramenta" e ao "brinquedo". "Ferramentas são conhecimentos que nos permitem resolver os problemas vitais do dia a dia, e brinquedos são todas aquelas coisas que, não tendo utilidade como ferramentas, dão prazer e alegria à alma" (ALVES, 2002, p.

32). Gomes-da-Silva (2016) concebe o brinquedo como uma atividade das mais significativas do existir humano. Alves (2002, p. 74, grifo nosso) já dizia que "não basta que nossas casas sejam sólidas. É preciso que sejam belas. *A vida deseja alegria*". Para nós, é também necessário ao processo educativo esse modo de ser, um modo brincante. Alves (2002) entende que toda boa educação abre caminhos para uma vida melhor, mediada por atitudes afetuosas. Já havia mencionado Snyders (1993, p. 27) que

> [...] somente se o aluno sentir a alegria presente na escola é que ele reprimirá sua inclinação à distração, à preguiça, à facilidade. Pode-se realmente ajudá-lo a progredir exortando-o primeiro a despojar-se daquilo que o tenta?"

É impossível pensar na alegria do aluno com um professor indiferente a esse estado de ânimo, fora do amor e da brincadeira? Uma educação amorosa só é possível num estado de pertencimento, de entrega. Gomes-da-Silva (2016) convida o professor a ser brincante em sua profissionalidade, por entender que o ensino é uma possibilidade de abertura ao modo lúdico de viver. Logo, o brincar do qual tratamos aqui não é um instrumento didático que facilita o aprendizado curricular. Trata-se, porém, de buscar um encontro consigo mesmo, numa situação lúdica, em seu modo de conduzir suas ações e de se sentir pertencente. Estamos nos referindo ao modo de ser brincante do professor.

Quem brinca só brinca porque se sente seguro, porque confia no outro com quem está a brincar. Portanto, brincar pressupõe um estado de segurança, de envolvimento. Para Gomes-da-Silva (2016), o professor de Educação Física deve ser um incentivador do "brincar junto", respeitando as individualidades de cada um. Trata-se de uma relação entre o professor, o aluno e o meio ambiente pelo brincar, uma situação favorável ao prazer e ao bem-estar nos que nela estão envolvidos.

Tomar o lugar da amorosidade e do brincar na ação docente não é desconsiderar a realidade conflitante que vivem a escola e o ensino brasileiro. É julgar que tão importante quanto discutir sobre as fragilidades, é necessário olhar para as minuciosidades que envolvem o processo de ensino e aprendizagem e se tornar corresponsável pelo bem-estar. Não basta um modelo político, um currículo perfeito, se não entendermos, também, como o processo de estado de ser da presença se revela nesse sentido. Sendo assim, sobretudo por estar consciente dos dissabores que vive a educação brasileira, é essencial buscar formas criativas de respostas. No dizer de Barthes (1999), é preciso aprender a sentir o sabor do saber.

Para responder a essa demanda, o professor, segundo Gomes-da-Silva (2016), precisa de felicidade e de alegria. A paixão pela profissão e o sentimento de realização e de satisfação com as experiências realizadas são indispensáveis para que se esteja disposto a criar ambientes saudáveis. Essas são características de professores que têm o sentimento de pertença ao seu "ser professor".

> A formação do ser brincante ocorre em meio às situações pedagógicas de conflito e angústia, nas quais se realiza uma assimilação em amor e responde numa ação interpessoal do brincar, para que o coletivo educando-educadores crie uma nova forma de vida... A situação lúdica com suas exigências de inteireza, atenção, enfrentamento e resposta criativa, consiste no pivô de aprendizagem para um viver amoroso, brincante e criativo, característico da "corporeidade poetante" (GOMES-DA-SILVA, 2011, p 21-22).

O sentimento de alegria requer o sentido do fazer pedagógico. É preciso atentar para a singularidade, que vai desde a sensibilidade do olhar à escolha dos conteúdos que são vividos. Corroboram Alves (2002) e Snyders (1993) no entendimento de que a escola deve ser um lugar de alegria. Alves (2002) alerta que o professor não deve prender-se apenas à utilidade da educação, mas também ao desejo de ter alegria. Assim, Snyders (1993) também afirma que a escola deveria ser um local de alegria não só para os alunos, mas também para os professores. Ambos estão nos alertando que não é possível destituir toda a pessoalidade do ser que ensina, tratar da educação do ponto de vista da objetividade, apenas. Quando falamos de docência, estamos falando de seres que ao ensinar aprendem, portanto, vivos e presentes no seu fazer.

Para Gomes-da-Silva (2011), a força do modo brincante, feliz, reside na característica de um sujeito ativo, que percebe e transforma o mundo que lhe é imposto.

> Creio mesmo que se poderia dizer que os títulos acadêmicos que o professor adquiriu só têm sentido na medida em que, entre outras finalidades, lhe propiciam encontros com gente, encontros que, através dos conteúdos arduamente adquiridos na pesquisa, resultem num bem-querer que é o sabor do saber (NOVASKI, 1997, p. 13).

Podemos afirmar que é fundamental compreender que educação e ensino envolvem uma questão que vai além das competências docentes, porquanto é uma questão de humanidade, que envolve a capacidade de responder, crítica e criativamente, aos conflitos advindos do âmbito educacional. Segundo Gomes-da-Silva (2016), educar é um ato de brincar, de amar e de criar, portanto, uma possível produção de relações saudáveis e felizes.

Por compreender que muitos já se ocupam em falar sobre as insatisfações e sobre os conflitos é que fazemos uma escolha de conduzi-los a uma reflexão sobre a felicidade e o bem-estar, possíveis e presentes nas relações cotidianas dentro de sala de aula.

1.2 Pedagogia da Corporeidade: um diálogo sobre corporeidade, configuração e ecologias do ensinar

Situamo-nos na PC, cujo fundamento filosófico tanto é fenomenológico existencial quanto semiótico e lógico. Nessa teoria, o movimento humano é considerado como situação educativo-artístico-terapêutico (GOMES-DA-SILVA, 2016).

A base epistemológica da PC perpassa as dimensões do existencialismo poético de Martin Heidegger, no qual delineia a corporeidade como a estética do existir; a teoria do brincar, na psicanálise de Donald Winnicott, no qual foca o jogo como campo de intervenção pedagógica; e o pragmatismo de Charles S. Pierce, no qual toma a semiótica como lógica orientando a teoria tanto para as análises das significações do jogo quanto para o fazer docente (GOMES-DA-SILVA, 2015; 2016).

As metodologias de ensino dessa abordagem estão direcionadas para diferentes públicos, de crianças até idosos, englobando pessoas com deficiências e dependentes químicos. A PC não tem foco apenas na escola, suas ações-pesquisas abrangem diversos outros espaços de atuação dos professores e profissionais de Educação Física como praças, museus, grupos culturais, clínicas e espaços terapêuticos, assim como envolve em suas investigações objetivos educativos, artísticos e terapêuticos (GOMES-DA--SILVA, 2015, 2016).

Do ponto de vista epistemológico da Educação Física, a PC trata o movimento humano como comunicativo e existencial, daí denominá-lo de *situação de movimento* (SM). Pensar dança, ginásticas, esportes, técnicas terapêuticas, entre as múltiplas manifestações de movimento humano, é feito sob a lógica da SM, pois privilegia seu caráter ontológico e as possibilidades relacionais que essas situações oferecem (GOMES-DA-SILVA,

2016). Portanto, ao olharmos para as diferentes áreas de atuação da Educação Física com base na PC, estaremos olhando com foco na SM, assim podemos nomear SM terapêutico, quando estivermos explorando os espaços de atuação em hospitais, espaços holísticos, de SM cultural, quando estamos explorando os significantes artísticos culturais, quer seja a dança, a capoeira, as manifestações do brincar nas praças, entre outros, e aqui nos aproximamos das SM docentes, pois estamos olhando para o professor no ambiente da escola, no fazer docente.

> Evidente que não optamos pela nomenclatura tradicional de "movimento", porque sempre tomamos o movimento numa cadeia de ações e inações, nunca de modo isolado ou fragmentado. Também observamos-descrevemos-analisamos a movimentação a partir do contexto de interação com o entorno que esta cadeia de movimento é produzida (GOMES-DA-SILVA, 2016, p. 23).

A amplitude do conceito de movimentação, como situação vivida das pessoas em meio às circunstâncias, apresentado por Gomes-da-Silva (2016), aproxima-nos da lógica da SM, para pensar o fazer docente, ao compreender que se refere a um processo que é tanto externo quanto interno. Externo se referindo aos seus gestos físico-motores adotados em sua cotidianidade, e interno relacionando-se às suas tensões e vibrações emitidas e sentidas, como ideologias que permeiam suas escolhas didático-pedagógicas.

Sob a lógica da SM, a PC propõe que analisemos o fazer docente para além das classificações dos significantes motores com seus significados funcionais ou culturais, o interesse semiótico genuíno da PC está nos *efeitos* da experiência de movimento, no caso da docência, os efeitos do fazer-experiência nos aprendentes (professores-alunos).

O plano de intervenção dessa pedagogia delineia planos de intervenção didático e analítico, em concomitância. O que nos possibilitá, ao mesmo tempo, compreender orientações ao trabalho docente, como nos orientarmos nas análises do seu fazer. A PC organiza-se atualmente em dez classes de planos, que orientam suas intervenções didático-analíticas. Nesse momento, estamos envolvidos diretamente com a SM, a zona de corporeidade (ZC), a semiótica escritural (SEc), as configurações (Cfg) e as ecologias do ensinar (EcE).

Como essa teoria elege o jogo como pivô do ensino-aprendizagem, o brincar é reconhecido como um ambiente favorável à aprendizagem de uma *corporeidade brincante*, ou seja, modo de habitar o mundo numa interação mais consciente, integrada e amorosa. Ela foi escolhida como teoria que fundamenta este trabalho no sentido de compreender e favorecer reconfigurações docentes mais brincantes.

Daí nossa direção nas EcE. Como intervenção, essa proposta orienta os professores a partir de uma sistematização pedagógica que prevê três modos de ecologias: a pessoal, a social e a ambiental. Na primeira, o professor é convidado a olhar para o ser em si mesmo, ou seja, o cuidado que o professor deve exercer para consigo durante a aula, uma conversação que deve manter constantemente entre o conhecimento a ser ensinado e o autoconhecimento (GOMES-DA-SILVA, 2016). Nesse caso, envolve as situações que estão diretamente relacionadas com a pessoa do professor. Na ecologia social, o professor é convidado a estabelecer relações de bem-estar favorecendo uma ambiência positiva, envolve os modos de convivência que são estabelecidas, nas interações entre aluno-aluno, aluno-professor, aluno-professor-conhecimento, aluno-professor-ambiente (GOMES-DA--SILVA, 2016). E completando a tríade, a ecologia ambiental, que orienta as relações do professor com todos os constituintes da aula, seja com a qualidade do tempo, dos espaços, dos materiais, da turma e do conteúdo (GOMES-DA-SILVA, 2016).

Nesse plano de intervenção, a finalidade é ontológica, ou seja, destina--se a pensar os modos de ser docentes, orientando as ações dos professores para possibilitar formas criativas de envolver-se com a situação. Segundo Gomes-da-Silva (2016), a PC deseja que, percebendo-se em meio à angústia de existir, os aprendentes (professores e alunos) produzam respostas criativas, ou seja, brincantes e, portanto, saudáveis. Desta forma, as EcE direcionam o professor ao fortalecimento de sua identidade profissional e contribuem para que ele consiga encontrar e valorizar os aspectos que produzam bem-estar na situação docente.

As ecologias se referem ao modo de o professor conduzir a/na situação. O ambiente todo está envolvido na situação, o professor não é o centro mas faz parte da cadeia, ou seja, suas atitudes ecoam na situação e ao passo que ele configura a situação é por ela configurada. A ecologia faz referência à modulação, ao pessoal, ao agir do professor. São modos diferentes, atitudes diferentes para conduzir o ensino, tem a ver com a atitude, é mais do que a técnica.

Pensar o professor a partir das ecologias nos afasta da impessoalidade, homogeneidade, massificação do agir do professor. Há uma situação que é comum no fazer dos professores, mas os seus modos de interagir na circunstância carregam o encontro das pessoas na circusntância.

A ecologia, tal como nos apresenta a PC, diz mais do procedimento de ação e intenção (GOMES-DA-SILVA, 2016). Há uma solicitação para que o professor esteja fazendo sempre o que está intencionado a fazer, não faça por repetição e não faça porque se espera que seja essa a resposta, mas porque ele tem consciência de que é aquela ação a mais favorável na circusntância. Há um fazer consciente, refletido, coordenado, para as diferentes situações.

Nessa perspectiva de ecologia, Gomes-da-Silva (2016, p. 18) afirma: "Adotamos o ecológico porque nosso conceito de corporeidade está focado nas relações, interações ou interdependências entre os seres, pessoa, ambiente".

Nossos diálogos sobre corporeidade tomam os caminhos de Gomes-da-Silva (2015), que a considera uma unidade tensional vivida entre corpo, mente e ambiente – uma tendência de interação, um modo de ser e estar no mundo. Nesse sentido, o autor supracitado diz que pensar em corporeidade sob a lógica corpo-mente-circunstância é ater-se tanto ao movimento objetivamente produzido quanto à qualidade das interações ou formas vivas criadas. "Quando passamos a tratar da significação do movimento, da atmosfera criada por ele, do horizonte de expressão do corpo situado no mundo, já estamos no âmbito da corporeidade" (GOMES-DA-SILVA, 2011, p. 29).

Para Gomes-da-Silva (2015), a corporeidade é estabelecida nas interações do ser humano com o ambiente, e pensar em corporeidade sob a lógica corpo-mente-circunstância é não só se ater ao movimento ou corpo-mente pertencente ao indivíduo isolado, mas também considerá-lo como um diálogo contínuo de fazer a vida.

Esse diálogo é apresentado como resultante da zona de comunicação entre humanos e não humanos, objetos e clima. Pensar na corporeidade docente sob essa lógica é compreender que o docente não é sem o outro que participa do processo – o aluno – e sem o ambiente onde estão inseridos em situação de aula. Há, no encontro desses três, uma comunicação, criam-se formas de interagir. Logo, entendemos que a corporeidade docente não diz respeito somente ao sujeito professor, mas também ao seu modo de ser na circunstância de ensino.

De acordo com Gomes-da-Silva (2015), essas relações acontecem em uma zona, porque as comunicações se dão num fluxo contínuo de informações entre todos na circunstância. O autor entende que esse ambiente comunicativo gerado pelos que estão em interação – ZC – constitui os sujeitos e o ambiente por meio da modulação de afetos, que coordena as ações de cada um na circunstância.

Dizer ZC docente é considerar que mutuamente estão em comunicação o professor, o aluno e a sala de aula. "Definimos *Zona* porque queremos captar, para além das mensagens circulando nos canais entre emissor e receptor, a atmosfera vivida, no sentido biossemiótico de comportamento comunicativo" (GOMES-DA-SILVA, 2016, p. 75).

Corporeidade docente se dá no contínuo fluxo do fazer docente, em seus modos de agir em cada SM. Decidimos por tratar o trabalho, prática, atividade, ação, como "fazer docente", justamente por nos situarmos no âmbito do "sendo". O verbo "fazer" nos remete a esse movimento de produzir por meio da ação, é um ato de constante comunicação, portanto em constante significação, tal como nos remete a "docência". Toda ação ou inação docente reverbera significação na situação, põe-se em comunicação com o ambiente, interferindo nele e sendo tocado, logo, corporeidade. Por entender esse movimento que ecoa é que chegamos a esse modo de pensar o "fazer docente" e a "docência" como semelhantes.

Compreendemos por SM educativa todas as ações que compreendem o fazer do professor, como planejar, avaliar e organizar os espaços e conduzir as atividades. Chamamos de "situação" por entender que, embora cada ação dessa tenha sua particularidade e singularidade, não está separada, faz parte de um todo que se complementa, que dialoga em sua função, e de "educativa" por compor esse universo da docência. Já "situação de movimento docente" diz das formas de interação que são estabelecidas na zona comunicativa, razão por que nos aproximamos da SM pela PC. Quando estamos orientados pela PC, nosso foco está direcionado para o momento de encontro, sem desconsiderar o todo do fazer docente, mas interessados em desvendar as comunicações e significações que se estabelecem no ponto de entrecruzamento do todo. É na SM docente que se encontram o professor, com suas ideologias, com sua formação, com suas ações, o aluno, com seu contexto, e o ambiente que os envolve e os acolhe. Na SM da aula, todos os elementos se encontram numa zona dialógica, por isso olhamos não apenas para as situações educativas, mas ampliamos nosso olhar para a SM, que compreende o momento da interação professor-aluno-meio. Estamos preocupados com as ocorrências comunicativas que se estabelecem nessa interação, os efeitos que reverberam nos aprendentes (professor-alunos).

> Estamos defendendo que essa situação de movimento, esse ambiente comunicativo, constitui o sujeito. Não só amplifica os aparelhos perceptivos, ao captar, interpretar e comunicar mensagens, mas também modula afetos, que coordenam as ações na circunstância (GOMES-DA-SILVA, 2015, p. 21).

A partir do conceito de SM pela PC, compreendemos que tudo o que acontece na interação, no momento da aula, é SM docente, "investigada e tratada pedagogicamente como um modo de ser-com-os-outros, portanto, manifestações de abertura do existencial em perceber e responder as circunstâncias com qualidade de presença" (GOMES-DA-SILVA, 2015, p. 17). Para o autor, no movimento de produção de sentidos, ganham-se outros significados para além da situação imediata e se produz subjetivação.

A SM é uma interação estabelecida em determinada ocasião, uma ocorrência de linguagem que acontece entre as modelagens de ações, que são circunstanciais e comunicativas e, por meio das modulações de afetos, que também são circunstanciais, envolve a "atmosfera" da situação.

Uma aula tem muitas situações de movimento docente que se dão em cadeias de ocorrência. A SM é variável, é uma ocorrência de interação que está em cadeia, ou seja, com elos que vão se ligando, relacionando-se com o que houve antes e com o que vem depois, criando uma tendência, uma padronização, padrões que são modos de organizar a vida. Padrão é uma tendência do comportamento. Quando há uma tendência aos modos de agir, diz-se que foi plasmada uma configuração que é um ícone da SM.

Nas diversas situações de movimento, o professor é solicitado a coordenar uma ação. Como exemplo, vamos considerar uma situação em que o professor precisa transmitir uma informação verbal. Cena 1: início do dia letivo. O professor chega, recebe os alunos com um aceno de bom dia enquanto eles se acomodam. Posteriormente, o professor faz sua primeira intervenção verbal (apresenta o tema da aula), chama a atenção de todos e, em seguida, transmite a informação e dá o comando da atividade seguinte.

Nessa SM, o resultado pode variar conforme o comportamento do professor, as informações presentes no ambiente e o clima relacional prévio entre ele e os alunos. À medida que essa situação vai se repetindo com esse mesmo grupo, nesse mesmo ambiente, vai-se criando uma forma mais ou menos regular que conduzirá a um comportamento típico da situação de exposição verbal de informação no início da aula. No dizer de Gomes-da--Silva (2015; 2016), houve uma modelagem. Porém, se, na cena, modificarmos o horário da situação, não mais para o início do período letivo, mas para o retorno dos alunos depois do intervalo, outra forma é modelada. Certamente, teremos alterado o tempo de acomodação dos alunos, o tom de voz do professor para chamar a atenção, a disposição das cadeiras, dos materiais e a limpeza da sala. Embora seja a mesma situação educativa, essa é uma nova SM que pede novas coordenadas de ação. Assim, quando se percebe que, depois do intervalo, os alunos chegam eufóricos, diz-se que professor e eles estão com intensidade vibracional diferente da anterior, o que vai demandar coordenadas de ações diferentes das que foram necessárias no início do dia letivo. Essa mutualidade da comunicação, que se dá em cada situação e que coordena as ações, é a zona de corporeidade docente.

Para Gomes-da-Silva (2015), a coordenação de ação remete sempre à interação complexa e recíproca dos sistemas (cognitivo, emocional e motor).

> Zona de corporeidade é constituída por um ambiente afetivo--comunicativo, que pode ser "suficientemente bom" ou insuficiente. E que ocorre nesse ambiente um tipo de experiência cognitivo-motora correspondente, que é a coordenação de ação. A coordenação de ação confirmada e repetida em várias outras situações de movimento passa a constituir-se numa configuração existencial (GOMES-DA-SILVA, 2015, p. 29).

Na ZC, há diferentes Cfg existenciais, que, embora possam ser plasmadas, há uma tendência de adaptação. "Quando os gestos comunicativos mantêm uma frequência, tem-se uma configuração em seu nicho" (GOMES--DA-SILVA, 2015, p. 31). Quando o professor-com-o-aluno-e-com-o-ambiente-escolar passa a apresentar uma frequência em seus gestos comunicativos, entende-se que foi gerado um modo de configuração.

Vejamos, pois, um professor que tem tendência a comportamentos vibrantes e alegres ao chegar em sala, quando, por uma circunstância diferente, chega cabisbaixo e quieto, ligeiramente os alunos o percebem e o indagam sobre sua alteração de humor, pois percebem que aquele comportamento apresentou modelação e modulação diferente do habitual, condizente com a sua configuração docente.

Como já mencionado, a corporeidade ocorre num processo constante de reconfiguração. Dessa feita, há um constante movimento de configurar e desconfigurar, que se dá por meio dos conflitos gerados na situação (GOMES-DA-SILVA, 2015). Embora o professor tenha uma tendência de comportamento, em cada turma assume consciente ou inconscientemente uma tendência de comportamento, assim como os alunos costumam se comportar conforme a configuração do professor. Daí dizer que cada turma é única, cada ano letivo é único e que as Cfg estão em constante movimento. As formas de agir são moduladas a partir dos encontros, da interação, da frequência de acontecimentos.

Ilustramos, por meio do diagrama a seguir, nosso entendimento sobre o conceito de configuração a partir de Gomes-da-Silva (2015).

Diagrama 1 – Conceito de configurações

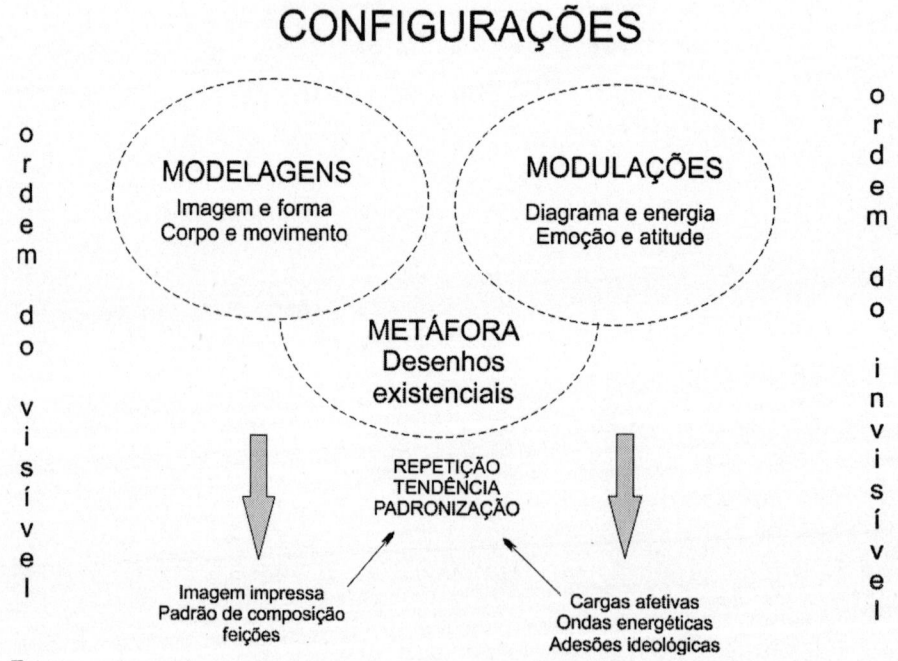

Fonte: a autora

Assim, configuração é uma forma estética, um desenho existencial, provisório, em movimento, podendo tornar-se hábito rígido. Signo icônico desse estado estético, a configuração auto-organiza-se pela qualidade da ordem de interação dos elementos, que pode ser de três tipos: ordem imagética, ordem diagramática e ordem metafórica. (GOMES-DA--SILVA, 2015, p. 42).

A ordem imagética diz da modelação e se refere às qualidades da aparência. É o que se põe à mostra e que, portanto, anuncia externamente. Imagem impressa que pode ser de ordem motora, gestual, fisionômica, posicional, as feições que podem ser observadas nos gestos e no vocabulário. Ou seja, é o que o professor apresenta em seu gestuário, na forma como se veste e como se movimenta na sala ou na quadra, a distância ou proximidade que mantém dos alunos, o tom de voz e o tipo de linguagem, a maneira como coordena as ações e dispõe os materiais. Cada coordenada docente externalizada produz um significado e revela intencionalidades. Consciente ou inconscientemente, ele externa atribuições de valor e de crenças.

Laban (1978) já percebeu no movimento a relação entre corpo, sentimento e razão e, em seus estudos do movimento, afirma que as ações do corpo – tanto as posturas quanto os gestos – se originam de "impulsos internos". A ordem diagramática diz da expressão desses impulsos internos, compreendidas aqui como a ordem diagramática, que se refere à frequência dos afetos vividos.

Isso diz dos professores insatisfeitos ou encantados, do investimento ou do desinvestimento na profissão, dos climas relacionais construídos ou descontruídos, que são significações diagramáticas, das cargas afetivas, conduzidas pelos disparos de emoções, sentimentos e pensamentos, de ondas energéticas que vão se estabelecendo conforme as situações e as adesões ideológicas e perpassa empatias, preferências, dissabores e frustrações.

Esse movimento entre a ordem imagética e diagramática tendencia uma metáfora, que é a forma padronizada de interação. É a qualidade que põe à mostra, por conseguinte, é o desenho existencial do professor e sua corporeidade docente, que consolida um padrão de interação estabelecido. Mostra a maneira de o professor relacionar-se consigo mesmo, com o outro (alunos e colegas) e com o entorno do espaço escolar.

À medida que o professor vai assumindo determinados tipos de modelação e modulação no espaço-tempo da aula, vai se constituindo um modo de configuração docente. Ao passo que, quando ele colabora para configurar o ambiente, vai sendo também configurado.

1.3 Docência, Educação Física e o bem-estar subjetivo

Pensar sobre a saúde docente na atualidade tem sido uma necessidade constante, uma vez que os estudos sobre esse tema já apontam que, além do prejuízo para o professor-trabalhador, processos de adoecimento interferem na qualidade do ensino cotidiano da sala de aula (RAUSCH; DUBIELLA, 2013; FRIZZO; BOPSIN, 2017).

Aqui estamos nos baseando no bem-estar subjetivo, para abordarmos a saúde docente. Segundo Maia *et al.* (2017), o bem-estar subjetivo está associado a modos científicos de investigar a "felicidade". Nessa área de estudo, embora sejam abordados aspectos do mal-estar, seu foco está também nos fatores que diferenciam os níveis de felicidade (MAIA *et al.*, 2017).

Destacamos três compreensões relevantes dessa teoria acerca do bem-estar, apresentados por Rodrigues e Pereira (2007), que são o trato com a subjetividade, a inclusão dos afetos positivos, não sendo apenas uma ausência de fatores negativos; e a inclusão de uma avaliação global de vários aspectos da vida de uma pessoa.

No que se refere à subjetividade, é possível pensarmos a pessoalidade dos professores, não limitando a ideia de bem-estar como controle das variantes extrínsecas ao sujeito. Sob essa perspectiva ampliamos o entendimento de que os professores participam do processo de promoção do bem-estar pessoal, não estando apenas regulados por fatores externos, como as condições de trabalho ou fatores biológicos. No bem-estar subjetivo há uma valorização da subjetividade, já que condições objetivas, como saúde ou riqueza, embora potenciais para o bem-estar, não são do campo da experiência subjetiva (RODRIGUES; PEREIRA, 2007).

Por conseguinte, temos o entendimento de que a inclusão dos afetos positivos não definem a ausência de fatores negativos, tal como afirmam Rodrigues e Pereira (2007). Segundo Fonseca, Chaves e Gouveia (2006), o bem-estar subjetivo prediz aspectos de satisfação consigo mesmo e com o ambiente em sua volta, e não somente a ausência de doença ou mal-estar.

Estaria, pois, o bem-estar/mal-estar docente relacionado à ambivalência, ou seja, às duas coexistindo simultaneamente, dois sentimentos ou duas ideias com relação a uma mesma coisa e que se opõem mutuamente. Sob esse olhar, é possível compreender que os aprendentes podem na mesma situação experimentar situações de bem-estar e mal-estar na SM.

Winnicott (1955[1954]/2000) preconiza a ideia da origem da ambivalência na relação dual, forças antagônicas que se encontram, como pares opostos que convivem, tais como "amor e ódio", "saúde e doença". Com esse entendimento, tratamos aqui o bem-estar e mal-estar na docência.

> O alcance e a tolerância de ambivalência implicam um considerável grau de crescimento saudável e referem-se à emergência no indivíduo da capacidade de assumir a responsabilidade por todos os sentimentos e ideias que pertencem ao estar vivo. A saúde está intimamente ligada ao grau de integração que torna a ocorrência dessa capacidade possível. A ambivalência, portanto, está na base para o relacionamento com a alteridade, inaugurando a ética do cuidado (RODRIGUES; PEREIRA, 2016, p. 125).

Há na docência uma compreensão dessa tensão na experiência do ser docente, satisfação e insatisfação, alegria e aborrecimento, aspectos positivos do trabalho frente aos aspectos negativos, identificação e desinvestimento. Tais sentimentos oscilam durante todo o percurso da carreira docente. Há mal-estares necessários no processo de produção do bem-estar, como exemplo temos o mal-estar necessário da disciplina na construção dos combinados inicial para posterior bem-estar da convivência, o mal-estar da participação em movimentos políticos para o posterior bem-estar da conquista por melhores condições de trabalho. Essa tensão não pode ser negada. Alves (2002) fala de um sofrimento que faz sentido, como aquele que aceitamos voluntariamente pela alegria do que virá depois, mas questiona o sofrimento daquilo que não faz sentido, aquele que acontece sem que desejemos e que nada nos trará no fim. Para ele, a questão de lidarmos com o sofrimento perpassa pela questão do sentido deste sofrimento.

> A constante luta e movimentos empreendidos pelos sujeitos na produção de saúde no trabalho são emblemas que não podem ser escamoteados ou tornados invisíveis. É imprescindível dar visibilidade à produção de saúde e àquilo que causa sofrimento aos professores em seus ambientes de trabalho. Saúde, portanto, não é um conceito alheio aos sujeitos; os docentes estão autorizados a dizer e a refletir a respeito daquilo que potencializa a atividade e que produz sofrimento patogênico ou paralisante e adoecimento no trabalho (ALMEIDA; HECKERT; BARROS, 2011).

Em terceiro, aproximamo-nos das medidas de bem-estar subjetivo por elas incluírem uma avaliação global de vários aspectos da vida de uma pessoa, desta forma, mesmo que as influências de um certo domínio possam ser priorizadas, a ênfase é normalmente baseada no julgamento integrado de vários aspectos no decorrer da vida da pessoa (RODRIGUES; PEREIRA, 2007). Essa compreensão nos coloca em diálogo com os diferentes aspectos que envolvem o fazer docente.

Estudos como os de Peluso e Mascarenhas (2010), Araújo *et al.* (2018), Nascimento, Taissum e Martins (2019) conceituam o bem-estar subjetivo (BES) como amplo e multidimensional, incluindo uma dimensão cognitiva, que está relacionada à satisfação com a vida, e uma dimensão afetiva, que envolve os afetos positivos e negativos correlacionados entre si.

Albuquerque, Sousa e Martins (2010) e Maia *et al.* (2017) apresentam o afeto positivo experimentado em determinado momento como um estado de alerta, de entusiasmo e de atividade. Para os autores, é um sentimento transitório de prazer ativo, associado a um estado emocional, que pode ser avaliado por emoções como felicidade, amor e orgulho.

Mendonça *et al.* (2014) e Nascimento, Taissum e Martins (2019) entendem que um bom nível de bem-estar subjetivo ocorre quando o indivíduo reconhece um elevado nível de satisfação global com a vida, assim como um balanço positivo da vivência de afetos positivos e negativos. O bem-estar subjetivo emerge como resultado da predileção dos afetos positivos sobre os negativos e favorece o ajuste emocional (NASCIMENTO; TAISSUM; MARTINS, 2019). De acordo com Novo (2005), as principais emoções positivas encontradas na literatura são o contentamento, o orgulho, a felicidade, o encantamento, a alegria e a afeição.

Em relação ao afeto negativo, Nascimento, Taissum, Martins (2019) e Maia *et al.* (2017) afirmam que é um estado de distração que inclui emoções desagradáveis, como ansiedade, depressão, agitação, aborrecimento, pessimismo e outros sintomas psicológicos aflitivos e angustiantes, que podem ser medidos por meio de emoções ou sentimentos como desilusão, angústia e tensão. A depressão, o estresse, a ansiedade, a inveja, a tristeza, a culpa e a vergonha são associados a esse tipo de afeto (NOVO, 2005; MAIA *et al.*, 2017).

Rausch e Dubiella (2013) associam o bem-estar docente à realização profissional, porque promove satisfação e comprometimento, e o mal-estar a insatisfação, tristeza e desânimo, que, muitas vezes, levam o professor a adoecer.

Embora os estudos que tratam do bem-estar docente tenham se elevado, há ainda pouco investimento no trato entre a docência em Educação Física e o bem-estar. Buscar compreender melhor quais aspectos provocam mais bem-estar e mal-estar no fazer docente é possivelmente um caminho que pode proporcionar modos de ser mais saudáveis nessa profissão.

No que se refere aos estudos que tomam esse lugar de análise, constatamos que eles indicam que a docência em Educação Física é permeada de satisfações e insatisfações, que se apresentam concomitantemente durante trabalho e gera bem-estar/mal-estar. As insatisfações mais recorrentes apontadas nos estudos atuais são a "baixa remuneração", que gera a necessidade do pluriemprego e desequilíbrio entre o tempo de trabalho e o tempo de lazer, assim como "más condições de trabalho", devido ao número excessivo de alunos, à falta ou à precariedade de material, equipamentos e instalações, à sobrecarga de trabalho e ao excesso de tarefas (pedagógicas e administrativas) (BOTH *et al.*, 2013; 2017; POZZATTI *et al.*, 2015; FRIZZO; BOPSIN, 2017).

Both *et al.* (2013) asseveram que existem insatisfações também relacionadas às questões que envolvem a "integração social no trabalho", que podem surgir em forma de desinteresse dos alunos e exposição à violência, ou, como referem Pozzatti *et al.* (2015) e Both *et al.* (2017), os professores se sentem fragilizados pela falta de apoio múltiplo das equipes pedagógicas.

Há, também, insatisfações dos docentes decorrentes do constitucionalismo na organização do trabalho, das normas que a regem, como o descumprimento dos estatutos e da progressão funcional (BOTH *et al.*, 2017) e a instabilidade do vínculo empregatício, no caso dos prestadores de serviço e dos docentes do ensino superior privado (FRIZZO; BOPSIN, 2017). Essas insatisfações convergem com o que é apresentado no estudo de Piolli, Silva e Heloani (2015), que afirmam que essas características aproximam as instituições educacionais da racionalidade instrumental e contribuem para gerar conflitos, frustrações, sofrimento e estresse e/ou adoecimento.

Ainda no que tange aos aspectos negativos, os estudos demonstraram uma relação significativa entre os estilos de vida dos professores e sua saúde. Pozzatti *et al.* (2015) e Both *et al.* (2017) apresentam, em seus estudos, que a maioria dos professores de Educação Física que atuam em escolas têm índices de hábitos saudáveis de vida, entretanto ainda alertam para o elevado número de comportamento de inatividade, descuido no controle dos hábitos alimentares e do estresse.

Frizzo e Bopsin (2017) afirmam que os principais tipos de adoecimento que acometem os profissionais da Educação são problemas osteomusculares e vocais, labirintite e doenças associadas aos aspectos mentais, como: estresse, cansaço, desânimo e transtorno de ansiedade. Nos estudos de Almeida, Heckert e Barros (2011), as fragilidades mentais são apresentadas decorrentes de sentimentos negativos, como incompetência e inutilidade, e estão associados à percepção de poder de agir reduzido.

Embora identifiquemos as insatisfações dos docentes, na área de Educação Física existem características favoráveis e sentimentos de bem-estar associados a esse trabalho (OLIVEIRA; RIBEIRO; AFONSO, 2018; BAHIA et al., 2018; VEIGA et al., 2017). Diversos fatores foram evidenciados como influenciadores do bem-estar do professor.

Há aspectos que estão envolvidos diretamente nas atitudes adotadas pelos professores e outras decorrentes de fatores externos. No que se refere aos aspectos diretamente envolvidos com as condutas docentes, estão as atitudes pedagógicas e o domínio das habilidades profissionais individuais de cada professor, como potência inventiva, gestão dos riscos, valorização dos momentos de alegria vividos no ambiente de trabalho, respeito ao seu tempo próprio pedagogicamente necessário, desenvolvimento da compreensão situacional, habilidades de argumentar, de negociar e mediar momentos de tensões e conflitos, dominar conteúdos e técnicas didáticas e desenvolver as competências individuais de acordo com cada meio de trabalho (ALMEIDA; HECKERT; BARROS, 2011). Huberman (2007) aponta que, na fase de estabilização, precede ligeiramente ou acompanha o professor um sentimento de "competência" pedagógica crescente, portanto, um sentimento de confiança e de "conforto".

Além dos aspectos que favorecem a satisfação docente mencionados, os estudos indicam atitudes da ordem dos cuidados que os professores podem adotar com os hábitos de vida, como comportamento preventivo – precaver-se de acidentes, comportamento eticossocial, realização de exames preventivos periódicos, hábitos de vida saudáveis que dizem respeito à qualidade dos relacionamentos sociais e encontros com amigos para a prática de atividades de lazer (FOLLE; NASCIMENTO, 2011). Além desses, os autores Both et al. (2017) citam como modos de cuidar da saúde atitudes como praticar atividade física, consumir alimentação saudável e adotar comportamento preventivo do estresse. Ainda nesse aspecto, foi mencionado no estudo de Pozzatti et al. (2015) oferecer aos professores condições de realizar, de maneira mais tranquila, as refeições diárias.

No que se refere aos aspectos que envolvem outros condicionantes, que não só a atitude docente, nos estudos de Almeida, Heckert, Barros (2011), Folle e Nascimento (2011) e Both *et al.* (2017), são mencionadas as relações estabelecidas no ambiente de trabalho, como as de afetividade criadas na/com a escola e de confiança nos alunos.

Os estudos também apontam que, quando a constitucionalização e a organização do trabalho são favoráveis ao professor, são relevantes na satisfação desse profissional. No trabalho de Both *et al.* (2017), as leis e as normas trabalhistas são mencionadas como favoráveis, uma oportunidade de crescimento e autonomia nas práticas docentes. Favatto e Both (2019) ressaltam a segurança que a carreira estatutária oferece.

Como percebido, os estudos em sua maioria apresentam uma tendência em apresentar, reconhecer o crescente adoecimento/desistência dos professores, abrangendo diferentes temas, segundo Almeida, Heckert, Barros (2011), destinam-se a tratar de "síndrome de burnout", "professores reféns", "síndrome do esgotamento profissional em professores de EF", "abandono docente", "desinvestimento pedagógico", entre outros. Entretanto, mesmo adentrando no âmbito do adoecimento, é inegável identificar os esforços que os professores travam cotidianamente para transformar essa realidade.

Dessa forma, trazemos à discussão a tensão que existe no processo de produção-promoção-experiência de bem-estar/mal-estar no fazer docente.

> Viver saúde no trabalho e em outras esferas da vida será sempre tentar gerir os encontros em que eclodem as infidelidades e histórias. Os trabalhadores se apropriam das normas, transgridem, jogam com elas inventado novas normas, isto é, renormalizam permanentemente por meio da atividade. Isso significa que há vida, significa a possibilidade de não se deixar dominar inteiramente pelos organogramas prescritos nas escolas. (ALMEIDA; HECKERT; BARROS, 2011).

Bem-estar docente não condiz a uma norma predeterminada do que pode ser julgado como um estado de perfeita harmonia no âmbito do trabalho. As tensões vividas no cotidiano dessa profissão estão presentes e podem ser percebidas e ressignificadas a partir da experiência de cada sujeito ou grupo. Tal pensamento tem base no conceito de saúde apresentado por Canguilhem (1990) ao entender que o conceito de saúde não está atrelado à ausência de infortúnios, mas se produz e se conquista no movimento de criação de normas que permitem enfrentá-los. Para Canguilhem (1990, p. 188), a

> [...] saúde seria, portanto, mais do que ser normal, é ser capaz de estar adaptado às exigências do meio, e ser capaz de criar e seguir novas normas de vida, já que o normal é viver num meio onde flutuações e novos acontecimentos são possíveis.

Nesse sentido, compreendemos que ser saudável na docência é também um processo de desenvolvimento, um nível de aprendizagem necessário para lidar com as adversidades. Para nós, externar o processo de mal-estar vivenciados pelos docentes durante sua carreira profissional é de suma importância, não estamos negando. No entanto, colocamos a lupa com intuito de dar visibilidade aos sinais do bem-estar, de vitalidade, que queremos fomentar.

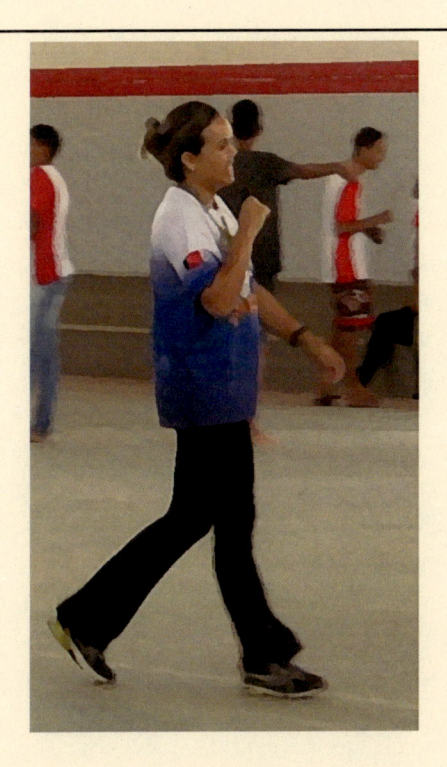

Parte 2

Delineando o percurso investigativo

Toda ação docente é um ato político, no sentido de escolher qual caminho percorrer. Toda decisão está atrelada a um ponto de vista, a um modo de conceber a educação, sua forma de enxergar o mundo e ao tipo de formação de aluno. Quando tais aspectos estão bem definidos, é favorecido o sentimento de valorização social do trabalho. O professor sabe onde está, porque está e aonde quer chegar, e assim atribui significação ao seu fazer. Por analogia também é o percurso investigativo; quanto mais delineado, melhor sua compreensão e maior é o seu rigor científico.

2.1 O estudo fenomenológico

Compreendemos que o método não é algo abstrato, é um ato vivo e concreto que se revela nas ações do pesquisador e dos pesquisados. Assim, reafirmamos a ideia de Heidegger (1997, p. 30) de que "todo questionamento é uma procura. Toda procura retira do procurado sua direção prévia". Nessa perspectiva, os sujeitos da pesquisa, em seu fenômeno cotidiano, na docência, revelaram-nos caminhos a seguir. A princípio, guiamo-nos pela fenomenologia existencial de Heidegger, com base em Ser e Tempo.

Ancoramos nossa observação nessa filosofia que busca contrapor o pensamento positivista e suscita o pensamento crítico acerca da essência das coisas e como elas são percebidas no mundo. Situamo-nos no âmbito empírico, em que, segundo Siani, Correa e Casas (2016), o objeto de análise não está centrado no mundo próprio, mas no mundo do outro. "A apreensão dessa parcela pelo pesquisador leva, forçosamente, à obtenção de relatos sobre a experiência vivida do outro para alcançar o fenômeno, ou seja, a 'coisa em si mesma'" (SIANI; CORREA; CASAS, 2016). Não significa, porém, que o pesquisador não esteja envolvido na situação, uma vez que toda análise presume um ponto de vista, um ser que analisa e que toma como ponto de partida o seu mundo próprio concebido. O objeto de pesquisa, entretanto, não está centrado no "eu" do pesquisador e visa apreender o "eu" do outro, que aqui se apresenta no professor, no aluno, no espaço, na situação de movimento docente.

A fenomenologia parte das experiências vividas das pessoas com o fim de explicar os aspectos mais profundos de uma situação, atentando para a essência da experiência real, o que ela significa para os indivíduos e quais as implicações que traz (SIANI; CORREA; CASAS, 2016). Aqui encontramos o ponto de entrecruzamento entre a fenomenologia e a semiótica bakhtiniana – o "sendo". Para Heidegger, o ser só aparece na circunstância, e para Bakhtin (1997), só é possível compreender a linguagem no seio cultural. Orientados pela fenomenologia existencial de Heidegger (1997), compreendemos que o professor só é "sendo" em seu mundo mais próximo (sala de aula). É no ser-com que se dá na relação com os outros seres, professor-aprendente, e no ser-em, o ser originário da própria presença, que é o professor consigo mesmo em seu modo mais próprio. Tal compreensão do "sendo" em Heidegger recai no entendimento de que é na situação vivida que o ser se revela.

Para o pesquisador chegar ao ser que se revela, é preciso olhar para além do que se mostra, pois toda ação e inação é um significante. Guedin e

Franco (2011) nos ensinam que educar o olhar pressupõe aprender a pensar sistemática e metodicamente sobre as coisas vistas, implica perceber o que elas são e por que estão sendo como se apresentam. "Para que isso seja possível, mais que tudo, é preciso aprender a 'penetrar' no real para compreendê-lo em sua radicalidade ontológica, epistêmica e metodológica" (GUEDIN, FRANCO, 2011, p. 73). É, no dizer de Gomes-da-Silva (2015), alguém que aguça sua percepção e decifração do mundo. Daí o olhar semiótico como lógica pragmática que auxilia a PC a compreender as situações de movimento como linguagem.

> Semiótico, portanto, diz de um modo contínuo de atentar para os detalhes circunstanciais (selecionando, comparando, descriminando) e formular suposições, na tentativa de conhecer o entorno. O semioticista é acima de tudo um perquiridor, alguém curioso que utiliza a lógica como conduta de interação, que pensa, esclarecendo ideias, descrevendo traços dos sinais e inferindo conclusões (GOMES-DA-SILVA, 2015, p. 88).

O que nos aproxima da semiótica lógica é justamente nossa escolha por adentrar o mundo do professor, na semiotização das comunicações estabelecidas na SM dada na interação professor-aluno-meio, ou seja, na interpretação sensível do entorno que se revela na sala de aula.

2.2 Nossos colaboradores

Fizeram parte da pesquisa três professores de Educação Física que lecionam no ensino fundamental II da rede municipal de ensino de João Pessoa-PB. A escolha pelo ensino fundamental II deveu-se ao fato de as pesquisas mostrarem que o maior índice de adoecimento dos professores se dá nesse público (TOSTES *et al.*, 2018).

Para a seleção dos professores foi utilizada a amostragem não probabilística intencional, visto o objetivo de acompanhar um grupo de professores com características semelhantes, neste caso, que apresentassem um perfil de identificação com a profissão. Segundo Lakatos e Marconi (2010), é o tipo mais comum nesse tipo de amostragem e, neste caso, o pesquisador está interessado na opinião (ação, intenção etc.) de determinados elementos da população, mas não representativos dela.

Privilegiamos a participação de professores com mais de 10 anos de atuação na docência, considerando as etapas da carreira docente apresentadas por Huberman (2007), por ser essa uma fase em que os professores já passaram pela estabilização, conscientes de sua afirmação ou não como professores e comprometendo-se com a profissão.

Por buscarmos sujeitos com características semelhantes, foi necessária a seleção por rede de indicação. Para o primeiro contato, utilizamos o grupo de WhatsApp dos professores de Educação Física do município de João Pessoa, que agrupa um total de 111 professores de Educação Física da rede municipal de ensino desse município. Nesse grupo, pedimos que os professores indicassem um colega de profissão, que em sua percepção possuíam características de um bom professor, identificado e dedicado com o seu exercício docente. Em posse das indicações, agrupamos e selecionamos três professores que tiveram, no mínimo, três indicações.

Com o objetivo de preservar o anonimato dos professores, escolhemos nomes fictícios para identificá-los. Por reconhecer a beleza exalada das flores e sua relação com o bem-estar em suas propriedades terapêuticas, amplamente utilizadas pelas terapias holísticas, inspiramo-nos nelas para nomear os professores nessa experiência. Assim, nomeamos os professores colaboradores de Íris, Dália e Jacinto.

Quadro 1 – Quadro de identificação dos professores

Nome fictício	Jacinto	Dália	Íris
Gênero	Masculino	Feminino	Feminino
Idade	54	35	35
Ano de formação na graduação	1998	2008	2008
Titulação	Especialista	Graduada	Especialista
Estado civil	Casado	Casada	Casada
Filhos	Sem filhos	Três filhos (7, 10 e 12 anos)	Sem filhos
Tempo de atuação na escola investigada	20 anos	3 anos	9 anos
Tempo de atuação como professor	21 anos	11 anos	11 anos
Quantidade de escolas em que trabalha e a carga horária total	1 40h	2 45h	1 25h
Atuação em outra área	Não	Não	Não

Fonte: a autora

Também fizeram parte da pesquisa os alunos desses três professores. Foram observados 355 alunos em situação de aula, os quais responderam aos questionários estruturados com questões de múltipla escolha. Os alunos que responderam à pesquisa seguiram os critérios previamente previstos no projeto. Foram alunos que estudavam com os professores que participaram de todo o processo de coleta e estavam com ele por, no mínimo, um ano letivo.

2.3 Técnicas e instrumentos para o desvelar dos fenômenos

Percorrer o caminho da subjetividade, nas minúcias de cada ser, demanda um olhar atento e o uso cauteloso de instrumentos que favoreçam uma forma singular de analisar e perceber os sujeitos e a realidade dos fenômenos educacionais. É preciso tentar abster-se de conceitos preconcebidos para dar voz aos fenômenos vividos e percebidos pelos próprios colaboradores da pesquisa em seu modo de ser na situação.

O contexto em que os professores vivem é, para nós, uma unidade significativa para que possamos compreender seu modo de ser na situação docente, visando a um ambiente de bem-estar. Assim, aproximamo-nos da narrativa autobiográfica que, segundo Sahagoff (2015), é um dos diversos tipos de texto que compõe as pesquisas narrativas e que se define como:

> [...] uma maneira de escrever sobre o contexto de uma vida. Pode ser uma história sobre um breve instante de um evento particular. A autobiografia é sempre uma representação, um recontar, uma reconstrução particular da narrativa de determinado sujeito (SAHAGOFF, 2015, p. 3).

Wittizorecki *et al.* (2006) asseveram que esse recurso é uma possibilidade de construir conhecimentos e possibilita mais proximidade com as realidades educativas e o cotidiano dos professores. Foram produzidas três narrativas autobiográficas, as quais compuseram 56 páginas que contam o percurso vivido por cada docente colaborador desta pesquisa.

As narrativas foram feitas por meio de entrevistas gravadas, cujas transcrições duraram, em média, 23 horas e aconteceram de maneira pausada, com, no máximo, duas horas diárias, uma vez que o uso do fone e a necessidade de trabalhar com o volume alto provocam no pesquisador incômodo se for realizado por muito tempo.

Outra técnica utilizada foi a observação não participante, com base em Lakatos e Marconi (2010), possibilitando que o pesquisador esteja próximo a um grupo, sem que se envolva nas situações vividas. Neste estudo, tivemos a intenção de nos aproximar o máximo possível da situação real, porque nosso interesse era de interferirmos o menos possível na rotina das aulas, motivo pelo qual escolhemos a observação individual. As observações foram feitas minuciosamente nos registros fílmicos, o que nos possibilitou retomar, rever e comparar situações.

Para as filmagens, utilizamos duas câmeras de movimento: uma, com um plano de ambientação, ou seja, um plano aberto, em que a câmera ficou posicionada distante do objeto – nesse caso, deixamos o instrumento afixado –, e outra, em movimento, com vistas a captar os posicionamentos e as movimentações. Para isso, trabalhamos em plano médio, deixando a câmera a uma distância média do objeto. Com esse plano, utilizamos o recurso de zoom, quando necessário, durante o trato com as filmagens, para captar o plano fechado, cuja finalidade é de capturar as expressões faciais e gestuais.

Para criar um ambiente favorável, acompanhamos as aulas durante os momentos de visita para a assinatura dos termos e nos dias de realização das entrevistas, sem o uso da câmera, para que os alunos fossem se acostumando com a presença externa. Também explicamos aos alunos o motivo de nossa presença e como seriam feitos os procedimentos de tratamento com as imagens. Passado o período de breve adaptação, a câmera ficou exposta.

Esse período de observação com a captação das imagens durou 2.025min, o que corresponde a, aproximadamente, 33h e 7min.

No decorrer da observação, utilizamos um diário de campo para anotar os fenômenos que se mostraram na cotidianidade, com base no roteiro de observação que norteou os registros descritivos. O uso do caderno de campo foi muito importante para captar as significações que aconteceram na hora e para registrar as situações que envolvem as sensações emanadas no ambiente. Assim como a ambiência gerada configura professor e alunos, o pesquisador também é envolvido pela atmosfera gerada, e os dados que se descrevem no caderno de campo carregam informações vividas e sentidas.

Com vistas a trazer as configurações docentes, buscamos, sobretudo, captar a situação que era gerada nas diferentes formas de comunicação ocorridas no espaço-tempo da aula. Para completar a triangulação dos dados, demos atenção às vozes dos alunos, também por meio do questionário. Como parte integrante da SM, o aluno esteve envolvido na observação. Para compreender algumas significações apresentadas, foi necessário aplicar questionários com eles. Foram aplicados roteiros com todos os alunos das turmas observadas e sorteados para análise 20 questionários de cada professor, portanto, 60 questionários analisados. O questionário foi aplicado em uma aula de Educação Física, com a presença do professor, com exceção dos alunos do professor Jacinto, que responderam aos questionários por meio de formulário do Google, também durante uma aula remota de Educação Física do professor e com autorização da direção da escola para redirecionar a atividade.

2.4 Semiótica como percurso analítico

Compreendemos as situações de movimento como práticas de linguagem, e a linguagem como modos de habitar o mundo. Santaella (1983, p. 11-12) descreve a linguagem como modos plurais de se comunicar:

> É tal a distração que a aparente dominância da língua provoca em nós que, na maior parte das vezes, não chegamos a tomar consciência de que o nosso estar-no-mundo, como indivíduos sociais que somos, é mediado por uma rede intricada e plural de linguagem, isto é, que nos comunicamos através da leitura e/ou produção de formas, volumes, massas, interações de forças, movimentos; que somos também leitores e/ou produtores de dimensões e direções de linhas, traços, cores... Enfim, também nos comunicamos e nos orientamos através de imagens, gráficos, sinais, setas, números, luzes... Através de objetos, sons musicais, gestos, expressões, cheiro e tato, através do olhar, do sentir e do apalpar. Somos uma espécie animal tão complexa quanto são complexas e plurais as linguagens que nos constituem como seres simbólicos, isto é, seres de linguagem.

Pensar na situação de movimento docente como linguagem é reconhecer que o professor, o aprendente e o ambiente no espaço-tempo da sala de aula estão envolvidos em constante comunicação e recorrem a modos de se expressar e de manifestar sentidos para além da linguagem verbal. Como linguagem, os modos de interagir na SM expressam significações existenciais (GOMES-DA-SILVA, 2016).

Na busca por desvelar a atmosfera, o modo existencial nas situações de movimento, aproximamo-nos da SEc da PC em sua esfera analítica. Ao nos apresentar um método analítico semiótico, a PC explica que "Semiótica é uma área de conhecimento que estuda a vida dos signos, o modo como se organizam para significar. Um signo significa outro signo, que por sua vez... Esse é o fenômeno da semiose" (GOMES-DA-SILVA, 2015, p. 83).

Dela nos aproximamos porque estamos atentos às significações que emanam da ZC na SM, cientes da pluralidade da comunicação estabelecida na interação professor-aluno-meio, manifestada por meio das falas, nas mediações e nas interações, na movimentação e nos gestos, bem como no ambiente escolar.

Gomes-da-Silva (2015) apresenta a Semiótica com tríplice função e a concebe como uma ciência que estuda o fluxo contínuo dos signos no mundo, método que analisa os sistemas sígnicos sociais e naturais e pode se manifestar como atitude de perquiridor, como alguém que aguça sua percepção e decifração do mundo.

Aprofundamos o trato analítico escritural da PC com base na análise dos significantes da modelagem e da modulação (GOMES-DA-SILVA, 2015). Essa analítica aplicada às situações de movimento já vem orientando outros estudos na Educação Física (CRUZ, 2014; GOMES-DA-SILVA, 2017). O método tem a finalidade de transferir os sentidos comunicativos, valorizando tanto as relações internas estabelecidas entre os sujeitos quanto o ambiente em que se desenvolvem essas relações físico-perceptivas, socioculturais e psíquicas.

> A ênfase da análise da situação de movimento como zona de corporeidade está na qualidade da situação, nos desenhos rítmicos e dinâmicos que revelam, pela regularidade do modo de interagir, a intenção, intuição, decisão e realização do movimento. Diz da ambiência comunicativa e das coordenações de ações e inações criadas na interação com a circunstância (GOMES-DA-SILVA, 2015, p. 26).

Com base nesse método analítico construímos nosso Roteiro de Observação e Roteiro para a Narrativa autobiográfica, explorando os campos acccional, semântico e hermenêutico.

O campo accional refere-se ao esquema de ação e funções dos professores, a maneira com que agem diante das situações.

> Este campo de significação pode ser visualizado quando levantamos os códigos: coordenativo (sequência, orientação e adaptação), topográfico (posições), político (tomada de decisão) e jurídico (funcionamento) (GOMES-DA-SILVA, 2015, p. 77-78).

Quadro 2 – Campo accional na situação de movimento docente

CÓDIGOS	DESCRIÇÃO
Coordenativo	Gestão do tempo de aula: rotinas
	Modo de transmitir as informações: em relação à estratégia, ao tempo, à clareza, ao nível da turma, timbre de voz, nível de empolgação
	Modo de gestão dos materiais
	Modo de gestão dos espaços
	Variação progressiva das situações
Topográfico	Quais e como os espaços são explorados pelo professor na situação?
	Como os alunos se organizam nos espaços?
Político	Como se dá a participação do aluno nas tomadas de decisões?
	O professor realiza planejamento da situação e/ou dialoga sobre isso com os alunos?
	Como se estabelece a relação professor-aluno-conhecimento?
Jurídico	Como são estabelecidas as regras de convivência?
	Existem sanções para o descumprimento das regras? Como são estabelecidas as sanções?

Fonte: adaptado de Gomes-da-Silva, 2015

O campo semântico refere-se à ambiência criada pela relação com os alunos, com o espaço, com os conteúdos, com a rotina escolar. Aqui a busca é pela descrição do ânimo que impulsiona a ação do professor na situação. "Este campo pode ser visualizado pelo levantamento dos códigos: simbólico (ritos), afetivo (tensão), cultural (estilo), rítmico (intensidade)" (GOMES-DA-SILVA, 2015, p. 78).

Quadro 3 – Campo semântico na situação de movimento docente

CÓDIGOS	DESCRIÇÃO
Simbólico	Há ritos nas situações?
	Há ritos entre professor-aluno?
	Há ritos entre aluno-aluno?
Afetivo	Como se dá a aproximação afetiva de: aluno-aluno, professor-aluno, aluno-professor-outros profissionais-escola?
	Quais foram os disparos emocionais vividos na situação (alegria, tensão, euforia, frustação, medo, indiferença)?
	Quais vínculos afetivos foram criados ou defeitos na situação?
	Há comunicação estabelecida por meio de gestos?
	O nível de comunicação verbal estabelecida favorece o vínculo afetivo?

Cultural	Quais elementos histórico-culturais se destacam no modelo de aula construída pelo professor? Há elementos da cultura local incorporados ao vivido?
Rítmico	Quais foram as intensidades (sonora, motora) predominantes da situação vivida? Como se deu a fluência das passagens de uma atividade a outra? Qual a variação de situações de movimento vividas no mesmo período de aula? Como se deu a motivação, o entusiasmo e a participação de professor e aluno durante a situação?

Fonte: adaptado de Gomes-da-Silva, 2015

O campo hermenêutico refere-se a uma situação, dentro da situação docente, que permite ao professor uma autoavaliação, momento em que se põem em dúvida a eficiência dos esquemas de ação adotados e a possibilidade de se tomar novas estratégias. "Este campo é visualizado pelos códigos: enigmático (estranhamento) e metajogo (reabertura tática)" (GOMES-DA-SILVA, 2015, p. 78).

Quadro 4 – Campo hermenêutico na situação de movimento docente

CÓDIGOS	DESCRIÇÃO
Enigmático	Como se dá o processo avaliativo da situação? Existiram motivadores de novas ações do professor? O professor percebe situações que necessitam de reformulações durante a situação docente?
Metajogo	O professor muda as estratégias de ação da situação? O professor é criativo na tomada de novas decisões?

Fonte: adaptado de Gomes-da-Silva, 2015

Em posse dos campos e códigos estruturados passamos às fases de análise.

Na fase 1 – Reconhecimento dos processos de modelagem das rotinas dos professores em sala de aula: nesta fase todas os registros das aulas foram revisitados com o olhar focado na modelagem das ações docentes, ou seja, os padrões de ações que se repetem no fazer do professor cotidianamente. Assim, foi realizado um mapeamento semiótico descritivo aula a aula, tomando para análise desde a chegada do professor em sala até a finalização do encontro. Ainda na fase 1, as narrativas autobiográficas e as entrevistas dos alunos foram analisadas com vistas a identificar relatos de situações educativas que fizeram parte de suas experiências. Para este primeiro momento, foi preenchida a ficha de observação elaborada com base nas EcE, possibilitando identificar quais ações perpassam o fazer do professor no cotidiano de aula. Aliando-se as informações anotadas no caderno de campo, fizemos o mapeamento das ações que aparecem com frequência e se assemelham nas ações dos professores. Após o mapeamento das situações identificadas, as análises estiveram focadas em realizar os agrupamentos, buscando identificar suas semelhanças e singularidades. Tal investimento nos levou à elaboração do mapeamento, identificando as diferentes situações educativas que compõe o fazer do trabalho docente e chegando à seguinte organização icônica do fazer docente:

Diagrama 2 – Situações educativas identificadas no fazer dos Professores Colaboradores

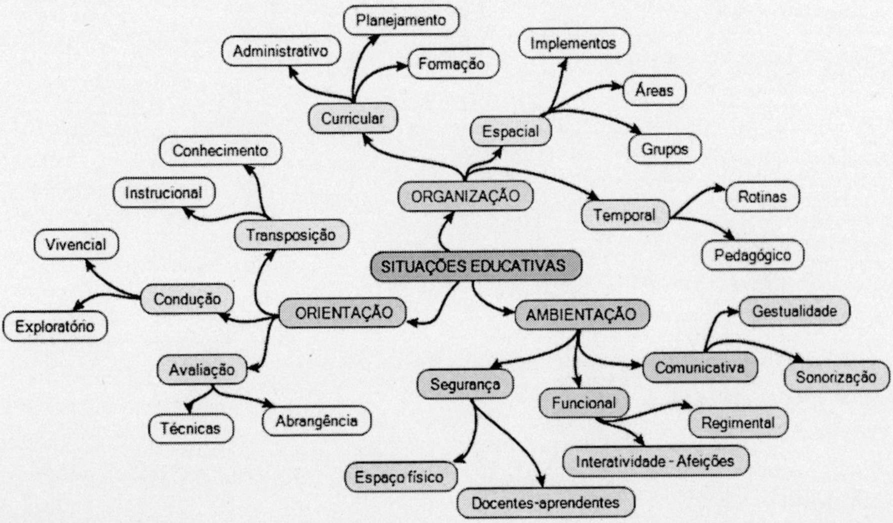

Fonte: a autora

Conforme quadro indicativo a seguir, descrevemos o que compete a cada situação educativa.

Quadro 5 – Mapeamento das situações educativas do fazer docente

Situação educativa de orientação - Trabalho realizado diretamente com o conteúdo
Situações em que o professor se dedica à transposição de conteúdos e informações para os alunos
Situações em que o professor apresenta os conteúdos para os alunos
Situações em que o professor apresenta os conteúdos utilizando a fala
Situações em que o professor apresenta os conteúdos utilizando recursos audiovisuais
Situações em que o professor apresenta os conteúdos utilizando os movimentos corporais
Situações em que o professor explica as rotinas ou passa informações sobre as diretrizes escolares
Situações em que o professor conduz os alunos nas experiências escolares
Situações em que o professor conduz as vivências que requerem participação ativa dos alunos
Situações em que o professor conduz os alunos nas vivências com as situações de movimento
Situações em que o professor conduz as situações de movimento que requerem apresentação dos alunos
São atividades em que o professor trabalha a apreciação com seus alunos (apreciação artístico-cultural)
São aulas previamente planejadas em que o professor explora com os alunos ambientes externos à escola
Situações em que o professor conduz eventos esportivo-artístico-culturais
Situações em que o professor conduz as atividades exploratórias com os alunos
Situações em que o professor acompanha os alunos na produção das atividades de pergunta/respostas
Situações em que o professor acompanha os alunos nas atividades de pesquisa
Situações em que o professor acompanha os alunos nas leituras de textos previamente indicados
Situações em que o professor acompanha os alunos nas apresentações de seminários ou similares
Situações em que o professor acompanha o desenvolvimento pedagógico do aluno
Tipos de recursos que os professores utilizam para acompanhamento/avaliação pedagógica dos alunos
Exame utilizado pelo professor para avaliar o desenvolvimento pedagógico dos alunos
Situações em que o professor acompanha os alunos em apresentação/debates acerca do conteúdo explorado
Situações em que o professor orienta os alunos em pesquisas em diferentes fontes
Situações em que o professor orienta os alunos na expressão crítica do pensamento

Situações em que o professor orienta os alunos na exploração do conteúdo por meio de questões guiadas
Situações em que o professor orienta os alunos na elaboração de sínteses do vivido
Situações em que o professor orienta os alunos na elaboração de avaliações de si mesmos como alunos
Situações que indicam quais aspectos o professor está avaliando no desenvolvimento dos alunos
Situações destinadas ao acompanhamento/avaliação do desenvolvimento cognitivo dos alunos
Situações destinadas ao acompanhamento/avaliação do desenvolvimento afetivo-social dos alunos
Situações destinadas ao acompanhamento/avaliação do desenvolvimento motor dos alunos
Situação educativa de organização - Situações em que o professor está envolvido com a organização do ensino e dos elementos que o envolvem
Situações em que o professor está envolvido com a organização do trabalho docente
Situações em que o professor está envolvido com a organização das situações de administração docente
Situações em que o professor está envolvido com a organização das cadernetas escolares
Situações em que o professor está envolvido com a organização/produção de relatórios escolares
Situações em que o professor está envolvido com as reuniões pedagógicas
Situações destinadas ao planejamento de ensino
Situações em que o professor está envolvido com a organização/produção de projetos escolares
Situações em que o professor está envolvido com a organização/produção dos planejamentos de ensino
Situações em que o professor está envolvido com a sua formação permanente
Situações em que o professor está envolvido com a organização dos espaço para que a aula aconteça
Situações destinadas à organização dos implementos utilizados em sala
Situações de criação/gestão dos implementos destinados às experiências com as atividades exploratórias
Situações de criação/gestão dos implementos destinados às experiências com as atividades vivenciais
Situações de escolha/organização dos espaços físicos destinados às atividades
Situações destinadas à organização dos alunos durante as diferentes situações e momentos de aula

Situações destinadas à gestão do tempo pedagógico nas diferentes atividades e situações
Situações destinadas à gestão do tempo cronológico dos acontecimentos organização-frequência-ordem
Situações destinadas à gestão do tempo de aprendizagem por conteúdo-aluno
Situação educativa de ambientação - Situações destinadas à promoção de um ambiente satisfatório ao processo educativo
Situações destinadas à comunicação entre professor-alunos-comunidade escolar
Comunicações decorrentes da gestualidade
Comunicações decorrentes da gestualidade corporal do professor
Comunicações decorrentes da gestualidade do professor com o uso de implementos
Comunicações decorrentes de emissões sonoras
Comunicações permeadas pelas falas
Comunicações permeadas pelos sons emitidos corporalmente
Comunicações permeadas pelos sons emitidos por meio de implementos sonoros
Atenção destinada à viabilidade da relação social entre professor-aluno-comunidade acadêmica
Intensões direcionadas ao clima relacional
Intensões voltadas ao direcionamento das condutas sociais
Atenção quanto à segurança da/na situação
Questões de (in)segurança presentes nas áreas utilizadas
Questões de (in)segurança envolvidas diretamente com os sujeitos presentes no ambiente

Fonte: a autora

Assim, reconhecidas as situações que perpassam o fazer docente nas aulas de Educação Física dos professores colaboradores, localizamos nosso aprofundamento na fase 2, analisando a interação das situações de ambientação, investidas nas situações de orientação-condução-vivencial.

Para as análises realizadas na fase 2 seguimos os seguintes passos: identificação das situações de movimento docente vividas em cada aula – nesta extração foi considerada uma experiência por vez, com uma condução vivencial com início e fim. Por exemplo, na SM do *goalball*, a professora inicia a vivência com dois alunos, realiza a ação e finaliza passando para outros dois alunos. Entendemos quem embora seja o mesmo conteúdo, a situação já é outra, pois mudaram os alunos, configurando uma outra situação vivencial. Assim, as aulas foram observadas considerando as diferentes vivências com os alunos e grupos de alunos, totalizando 54 situações de movimento a serem analisadas.

O registro das situações de movimento educaticas totalizaram 497,24min, o que equivale a aproximadamente 8h e 29min de duração do material de análise. Após organização do material visual, todos eles foram postos novamente em análise, agora com foco no desvelar da ZC. Nessa fase analítica, foram desveladas as zonas comunicativas de cada SM.

Com as informações descritas, foi possível identificar as tendências de modelações e modulações a partir das coordenadas de ação dos professores colaboradores. Para captar as modelações das ações docentes, e alimentar o quadro referencial, fizemos uma análise minuciosa dos vídeos das situações de movimento, registrando detalhadamente as comunicações dadas na ZC que demandam a atenção e as coordenadas de ação do professor. A imagem 1 a seguir representa como as enunciações foram sendo identificadas durante as análises dos vídeos.

Imagem 1 – Professora Íris em situação de movimento orientação condução vivencial

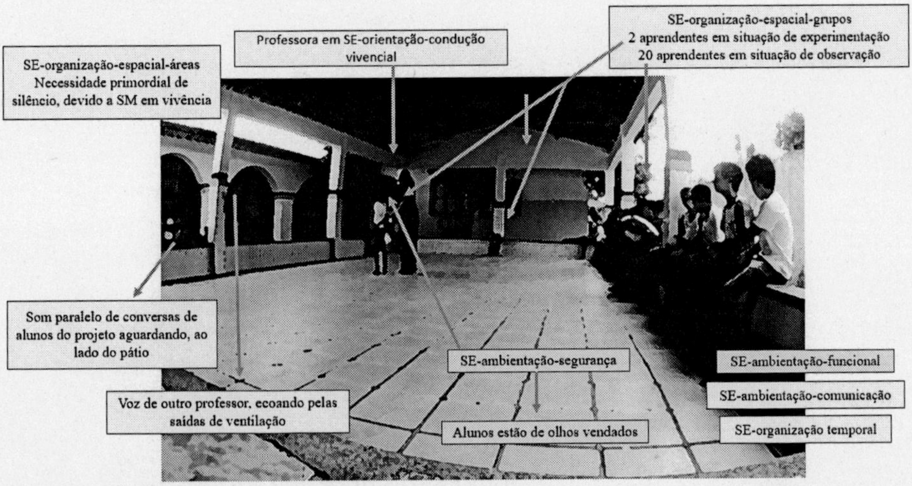

Fonte: a autora

Por conseguinte, passamos à fase de identificação das frequências de acontecimento e, após as comunicações enunciadas, passamos para a terceira fase analítica das recorrências, as relações e as similaridades de significações de bem-estar presentes nas enunciações dos três professores e dos seus respectivos alunos, tomando como tema centralizador a categoria das EcE (GOMES-DA-SILVA, 2016).

Para as associações independentes, tomamos como norte para relacionar aos estados de bem-estar/mal-estar os indicadores do bem-estar subjetivo, considerando a seguinte sequência enunciativa, com caracteristicas dos afetos positivos e/ou afetos negativos:

Quadro 6 – Associação das modelagens e modulações com os indicadores de bem-estar subjetivo

Situação de movimento analisada	Coordenada de ação	Comportamento	Atitude de resposta ao comportamento	Efeito semiótico	Modulações de afetos identificados
1J-17B 6'16 a 6'27	Professor pede à aluna para realizar o saque	Aluna realiza o saque solicitado	Professor elogia a aluna pelo saque realizado	Aluna sorri e se sente motivada. Todos apresentam semblante risonho	Contentamento do professor e da aluna Zona de bem-estar
3I-16A 2'18 a 2'45	Professora solicita que a aluna realize o lançamento da bola	Aluna realiza o lançamento solicitado com erro na execução	Professora pergunta aos colegas como seria a forma correta e diz a todos que a aluna não fez correto porque não prestou atenção na explicação	Aluna baixa a cabeça e sai com semblante sério. Professora apresenta semblante sério	A aluna demonstra vergonha. A professora demonstra aborrecimento pela falta de atenção da aluna Zona de mal-estar

Fonte: a autora

Na triangulação dos dados, fechamos nossas categorias com base nas EcE da PC, conforme indicação no diagrama a seguir.

Diagrama 3 – Triangulação dos dados

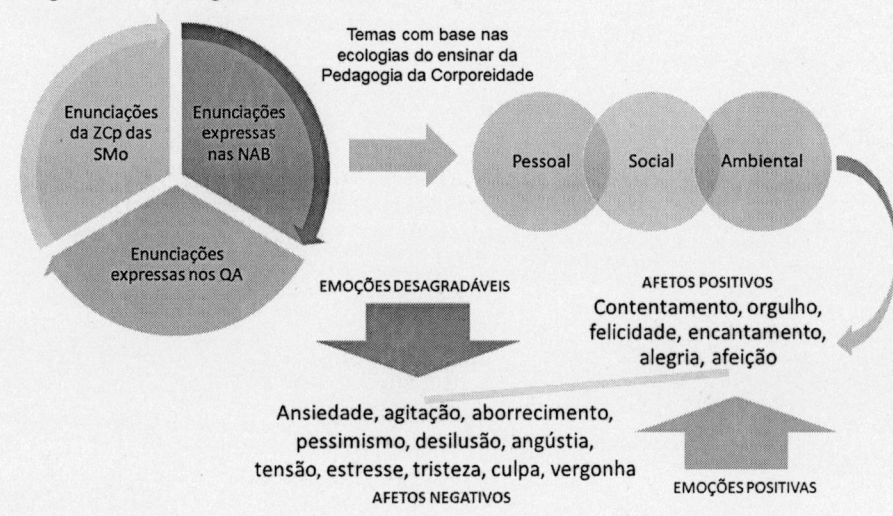

Fonte: a autora

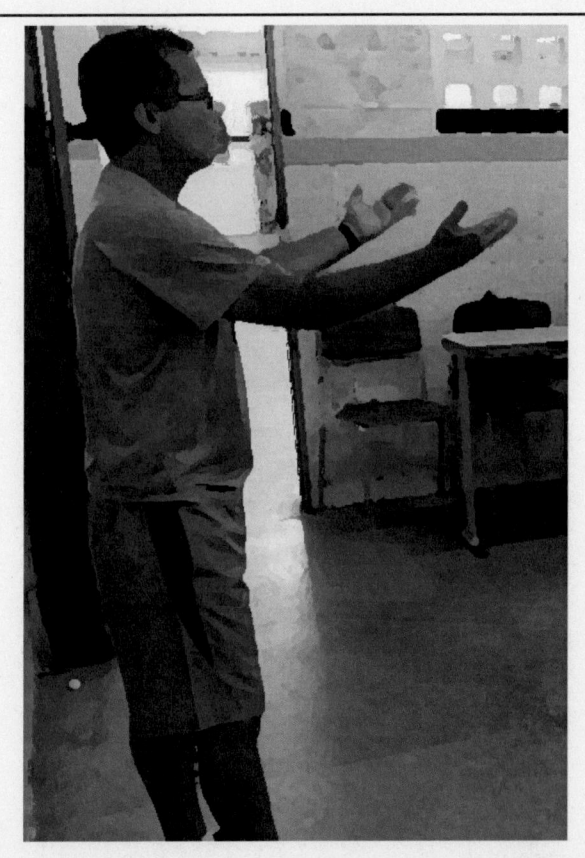

Parte 3

Modelagens e modulações do bem-estar na docência

O professor não é o único responsável por conduzir e produzir o bem-estar em sala de aula, mas o seu modo de comunicar-se e sua atitude pedagógica exercem forte influência na configuração dessas ambiências. Quanto mais consciente ele estiver de como ocorre esse processo de comunicação, melhor serão suas possibilidades de contribuir para o bem-estar de si mesmo, do outro e da ambiência da aula.

Como um texto sociocultural, as situações de movimento no contexto do processo de ensino e aprendizagem apresentam uma modelagem, ou seja, uma forma mais ou menos padronizada de comunicação. Gomes-da-Silva (2011) refere que os grupos sociais veiculam o próprio sistema de modelagem da corporeidade. E os professores, como partícipes de uma profissão constituinte de um grupo cultural demarcado por moldes próprios de interação, podem se configurar de maneiras semelhantes.

Para nós, o fenômeno aqui analisado é a situação de movimento docente, ou seja, o professor no exercício da docência no tempo-espaço presente da/na aula. Convém analisar as comunicações que perpassam as coordenadas de ação dos docentes. Assim, desvelar essa ZC como um elemento relevante na promoção do bem-estar na atividade docente é nossa tese. Como é constituída de diálogo, interdependente e singular, ela solicita ações dos professores e o valoriza por ser capaz de interpretar a situação imediata e adotar ações educativas favoráveis à construção de um ambiente saudável.

Como afirma Gomes-da-Silva (2015), essa ZC está presente em todas as situações, mas, para que seja suficientemente boa, é preciso uma sustentação afetiva de quem proporciona a vivência. Ao nos debruçarmos sobre essas zonas a partir das EcE, estamos corroborando com Gadotti (2019) ao defender que o professor deve aprender muito além do que irá ensinar, e atentar-se igualmente como deve "ser" para ensinar.

3.1 Ecologia pessoal do ensinar e suas relações com o bem-estar

3.1.1 O professor consigo mesmo – identificação profissional

> *Então, o quê? A decisão foi realmente buscar, realizar o sonho de ser professor, em torno de 29, 30 anos de idade e hoje eu faço com o maior prazer, às vezes passa o tempo eu não sinto, sinto saudade e tudo, é aquilo que eu gosto, aquilo que eu amo (Prof. Jacinto. Narrativa, p. 5-6).*

Você já se perguntou o motivo de ter escolhido esta profissão, e o que o faz permanecer nela? Sente-se feliz quando o chamam de professor e quando está com seus alunos?. Pode não parecer, mas estar identificado com a profissão docente é o primeiro elemento da ecologia pessoal e talvez indispensável para que se produza uma sensação de bem-estar na cotidianidade. Sentir-se pertencente torna o fazer mais leve, suave. Entretanto, sentir-se identificado e gostar do que faz não significa que o professor não vá experimentar momentos de insatisfação ou que não se alinhe com determinadas demandas do fazer docente. Esse processo de construção e sensação não é linear, vai sendo configurado na interação professor-aluno-escola.

Nalin (2018) afirma que a sala de aula é um ambiente de íntima relação dos processos formativos e das reconstruções dinâmicas, portanto, sempre inacabadas do "ser" professor. É um espaço em que o professor vai se desconfigurando, reconfigurando e compondo sua corporeidade docente. Cada professor que se dispôs a colaborar com esta pesquisa trouxe em sua narrativa registros vividos, vívidos e singulares, que nos possibilitaram adentrar esse universo que é feito de gente. O professor Jacinto, além de expressar que ama o que faz, conduz-nos para aulas com amorosidade, com afeição e com qualidade didática, o encontro entre o que se diz e o que se faz.

Ao nosso entender, não dá para falar de docência sem tocar o docente, como se fosse possível imbuir um profissional de saberes e este exercer sem envolver-se com a situação. Como já nos apresenta Nóvoa (2009, p. 15), "ensinamos aquilo que somos e, naquilo que somos, se encontra muito daquilo que ensinamos". Um encontro indissociável entre as dimensões pessoais e sociais, que repercutem no modo de ser em aula. Por essa compreensão, buscamos conhecer quem são os professores colaboradores que nos conduzem nesta reflexão.

Adentramos as histórias vividas e narradas por nordestinos – dois paraibanos e uma cearense –, professores que narram uma infância feliz e cujas falas trazem recordações de famílias presentes e de muitos amigos. Narram a rua como um lugar de recordação do brincar, de alegria. Dália relembra que brincava

> [...] muito, principalmente se fosse na rua, de correr, baleado, pega-pega, elástico, amarelinha [...]", e Jacinto diz: "a rua era o espaço pedagógico de amizade, brincadeiras e alegria, né? É isso que eu digo, aquela idade é outra, né? Os pais tinham conhecimento, sabiam com quem a gente estavá, conheciam as famílias dos nossos amigos". Íris afirma que o quintal da sua casa era perfeito para brincar: "Na rua, muito na rua, porque, naquela época, realmente o prazer da gente era mesmo brincar na rua, e no quintal da minha casa, que era enorme, eu tinha uns 40 metros de terreno só para brincar, tinha vôlei, tinha rampa pra gente brincar de bicicleta, tinha árvores pra gente subir [...].

Jacinto é o professor com mais tempo de experiência em sala de aula – 21 anos de atuação. Dália e Íris têm tempos de trabalho semelhantes. Considerando as fases da carreira docente, na visão de Nóvoa (1992), todos passaram da fase de estabilização, ou seja, já têm uma afirmação do "eu" como professores, estão comprometidos com a profissão.

Esses sujeitos escolheram ser professores. A relação vivencial com as práticas corporais, como a dança e o esporte, faz parte da memória corporal, da historicidade deles como pessoas, influenciando a escolha dessa profissão.

> *Rapaz, a minha história é bem reflexiva. Eu tive dificuldade de entrar na universidade, entendeu?! Eu era um aluno que aprendia Física rápido, mas depois eu tinha dificuldade, enfim, eu era muito tímido. E tive muita dificuldade assim nessa área profissional e como eu era atleta nos anos 80, na época os bancos contratavam os atletas para jogarem pelo banco e a forma deles pagarem seria com o emprego, por exemplo. Que você ia defender os bancos particulares, né, aí eu sempre gostei de esporte e tudo, então trabalhei em fábrica, mas não era feliz com aquilo que eu fazia. Minha ideia era ser professor de Educação Física, enfim. E com 29, 30 anos, eu tomei a decisão e disse "Rapaz, eu vou ser professor, porque é o que eu gosto", e prestei vestibular no Unipê e fiz pós na UFPB. E entrei numa idade já bem avançada, né, mas eu fui em busca dos meus sonhos, de ser professor, eu amo escola (Prof. Jacinto. Narrativa, p. 5-6).*

A professora Dália disse que escolheu ser professora por causa da experiência como estudante e justifica a opção por Educação Física: *"Porque não queria me afastar do ambiente em que passava maior parte do meu tempo – as quadras – e porque queria fazer outras crianças felizes, assim como eu era nas minhas aulas de Educação Física"* (Prof.ª Dália. Narrativa, p. 3).

Já a experiência da professora Íris vem da dança, que a influenciou a escolher o curso de Educação Física, mas foi nas experiências de estágio de docência que se reconheceu como professora.

> *[...] o ponto de partida para eu escolher foi quando eu paguei a disciplina com Pierre, da prática de ensino, e primeiro eu tive vivência de extensão com adultos, primeiro eu participei de um projeto com Solón, que infelizmente faleceu, e no 5º período, na época, ou era 6º, na prática de ensino, aquilo me despertou. Poxa! O apoio que eu tive de Pierre e de Fernando. Fernando foi meu orientador na prática de ensino, os dois foram primordiais na minha formação, e a partir de me reconhecer dentro da escola e ver o tipo de intervenção eu podia fazer, "eu acho que eu quero isso" [...] (Prof.ª Íris. Narrativa, p. 6).*

Tal como se identificaram com a docência no início da carreira, assim permanecem nesse lugar do reconhecimento como professores. Para a professora Dália, ser professor *"é acreditar na transformação"* (*Prof.ª Dália. Narrativa, p. 3*). Sob o ponto de vista de Jacinto e Íris:

> *[...] a parte técnica e didática é fundamental, mas é ser um educador como essência. É cumprir uma missão, uma missão divina. Porque você vai acolher, se relacionar com seres espirituais, não só corpo ali, mas tem um ser que sente, tem uma vida, então quando você se relaciona, interage, e acolhe um ser espiritual é uma missão. É um trabalho de formação, você está formando um ser espiritual, que dimensão, é uma dimensão espiritual, nós temos que ter esse olhar, é uma dimensão divina* (Prof. Jacinto. Narrativa, p. 6).

> *Mas é uma complexidade imensa assim, mas nesse contexto professor pra mim é realmente [quem] faz a mediação e forma pessoa, tá preocupado com a formação do ser humano integral. Além da sua disciplina do seu conhecimento específico, ele tá preocupado com a formação do ser humano em geral* (Prof.ª Íris. Narrativa, p. 6).

Essas narrativas não são alheias às dificuldades da profissão, não negam a tensão que há no ser docente. De todos, a professora Dália parece ser a que mais demonstra insatisfação com as fragilidades do ofício. Os três professores demonstram um posicionamento crítico e ético, ao passo que demonstram insatisfação, mas não se isentam da responsabilidade de buscar oferecer qualidade no seu fazer.

> "Gostar do que faz" não é só um dito popular, mas um princípio existencial de identificação. É esse "gostar" que mantém o professor empolgado na sala de aula, na escola, na comunidade. [...] E mais, à medida que o professor faz o que gosta, mais se identifica com o que faz, mais se torna ele mesmo. E, por fim, fazendo o que gosta, compreende que essa ação é ética e estética, consiste em sua intervenção política no mundo, seu legado, para deixar o mundo mais bonito, porque mais justo e alegre (BETTI; GOMES-DA-SILVA, 2019, p. 29).

São motivadores para continuarem na profissão a fé e o amor pelo que fazem. A professora Dália afirma que gosta de ser professora e que ainda não desistiu *"porque é teimosa e acredita que a história pode mudar"* (*Prof.ª Dália. Narrativa, p. 4*). Sobre isso, vejamos o ponto de vista do professor Jacinto:

> *Então tudo na nossa vida é feito de superação para o nosso crescimento, não é para impedir nada, não, é para o nosso crescimento. Você tem que ser criativo, você tem que ser otimista, você tem que*

> *amar aquilo que você faz, quando você ama tudo flui, tudo dá
> certo. Mas quando você não sente, a educação fica oh [expressão
> de desagrado]. A Educação Física... você tem que sentir a Educação
> Física, se você não sentir, não flui porque fica muito tecnicista e
> o caminho é o do meio, tecnicista, técnico, didático-pedagógico,
> mas você também tem que sentir, ter sentimento por aquilo que
> você faz. Tudo flui, tudo dá certo. Porque é missão é algo maior
> (Prof. Jacinto. Narrativa, p. 8).*

Quanto à professora Íris, ela declarou: *"Eu gosto, eu gosto da minha
profissão. Apesar de tudo eu gosto, eu me sinto realizada"* (Prof.ª Íris. Narrativa,
p. 7). Assim como os docentes se reconhecem nessa profissão, os alunos os
reconhecem como bons profissionais, e a maioria expressou, em suas falas,
sentimentos de afeição por eles.

Betti e Gomes-da-Silva (2019) discursam sobre a indissociabilidade na
relação entre o dever e o prazer, afirmando que, na falta desse sentimento,
podem ser comprometidas a força criativa do professor e a esperança.
Estar desesperançado com a ação docente é estar entregue ao abandono
de si e dos sonhos, e o perigo é que essas ações são amigas do desamparo
e do fatalismo (BETTI; GOMES-DA-SILVA, 2019). Um professor desesperançado não confere criatividade ao seu fazer, fica na superficialidade,
não reflete, apenas age de maneira mecânica, confluindo para ambientes
de desvalorização de si mesmo, dos alunos e da profissão.

3.1.2 O modo de comunicar-se – verbalização

A ecologia pessoal do professor se refere à conversação do professor
consigo mesmo, ao se relacionar com os processos de ensino (GOMES-
-DA-SILVA, 2016). Diz respeito ao seu modo de se apresentar na situação,
envolvido com suas escolhas e com sua forma de coordená-la.

Para saber identificar quais os modos de configuração docente que
tendem mais a estados de bem-estar nas situações, perguntamos aos alunos
do que eles mais gostam no comportamento dos seus professores. Em suas
respostas, além dos modos de se relacionar ligados aos aspectos afetivo-
-sociais, nos questionários foi mencionada a competência profissional e
atribuíram aos professores características como capacidade de explicar/
ensinar bem, competência e jeito interessante de ministrar as aulas. Tais
observações denotam que os alunos estão atentos à qualidade do ensino que
seus professores oferecem. As falas dos alunos expressam um sentimento
de satisfação com a qualidade da docência.

Essas falas dos alunos nos remetem a configurações primorosas, aqui não apostamos em competência como um padrão de comportamento previamente definido, mas como um modo de significar no encontro com o aluno. O modo de ordenar a circunstância para habitar nela revelou--se elemento significativo. As modulações expressas em qualificações como gostar, admirar, perceber a qualidade na ação do outro indicam que o modo de os professores coordenarem as ações tem gerado uma ambiência de disposição, recepção e convite para habitar o tempo-espaço da aula. Ensinar bem soa como um padrão de ação que tem permitido a aprendizagem, é como os alunos dizendo "eu consigo aprender". Há nesse momento uma integração entre aprendentes, professor e alunos e o ambiente de ensino.

Integração, segundo Gomes-da-Silva (2015, 2016), diz de um modo de operar nas mesmas coordenadas. Quando professor e alunos estão envolvidos, vívidos no momento circusntâncial, diz-se que a produção desejante estava plasmada. Só um professor integrado é capaz de conferir primor ao que faz, porque dedica-se, há capricho no seu fazer. Não é um professor que faz qualquer coisa, sem antes se entregar, sem antecipar-se à situação com sua interpretação reflexiva da situação. Essa primorosidade no fazer docente está relacionada a uma configuração que responde ao seu chamado existencial, e assim produz semiose, "no compartilhamento de sentido entre indivíduos ou espécies, entre os que emitem doses de energia e os que captam como significativas" (GOMES--DA-SILVA, 2016, p. 73).

Identificamos que outros modos de comunicação perpassam a situação de movimento docente, a modulação na fala, na verbalização do professor. É o modo como o professor se apresenta na situação, sua ecologia pessoal. As coordenadas de ação de *como o professor fala* influenciam as reações dos alunos durante a situação, interferindo na zona de bem-estar ou mal-estar.

Diagrama 4 – Modelações e modulações da comunicação verbalizada

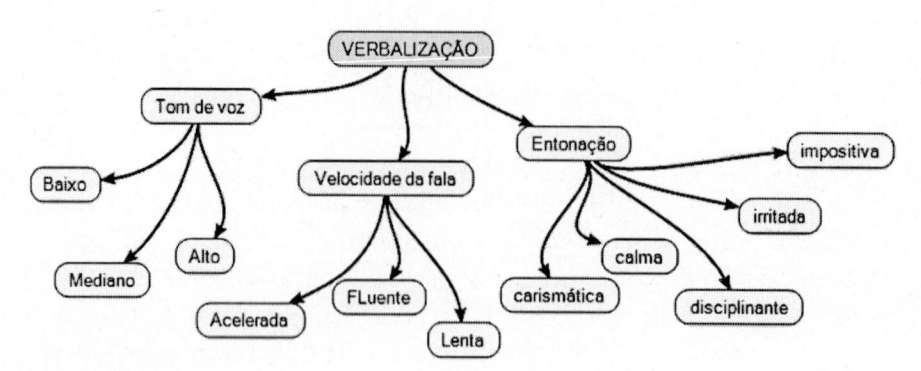

Fonte: a autora

Conforme apresentado no diagrama, identificamos na SM ambientação comunicativa, que o *tom de voz* utilizado pelos professores provocou diferentes reações nos alunos. Nesse processo, foram apresentados os seguintes tons: o *tom baixo*, quando a voz não é captada em todos os cantos da sala e deixa alguns alunos sem perceber as informações e mais dispersos; o *tom mediano*, que ecoa por todo o ambiente e consegue fazer o professor ser ouvido por todos os envolvidos na situação; e o *tom alto*, em que a altura da voz excede o habitual e extrapola a necessidade acústica do ambiente para transmitir a informação.

A modelação no tom de voz foi constante em cada professor e revelou modos de configuração do falar. O professor que usualmente apresenta um tom mediano para se comunicar o faz de diversos modos, seja na fala afetiva, seja na fala disciplinar, e, em raros casos, modifica o seu tom. Percebemos também que o tom de voz varia conforme o ambiente. Se o professor não adequar seu tom de voz à SM de orientação e condução, dificilmente irá conseguir uma ambiência favorável e motivadora para a participação dos alunos.

Coordenadas de ação foram identificadas visando proporcionar efetividade nesse processo de fala-escuta. No caso da professora Dália, que ao realizar feedbacks individuais ou em grupo, normalmente se organiza em pequenos grupos de modo que possa ser ouvida, durante a condução de sua vivência na quadra, ela comumente agrupa os alunos em círculo e direciona a fala para poucos, aproximando-se dos que estão envolvidos no momento. Assim, as orientações se repetem e se direcionam a cada grupo que vivencia a atividade, enquanto os demais aguardam na arquibancada. A imagem 2 a seguir demonstra esses momentos.

Imagem 2 – Prof.ª Dália em situação de movimento de feedback com os alunos

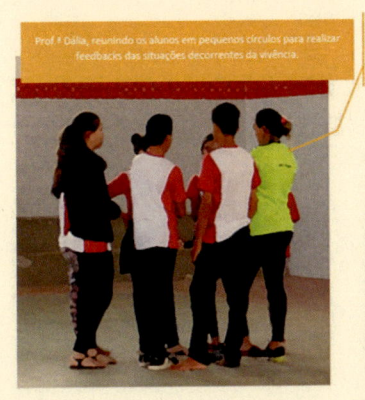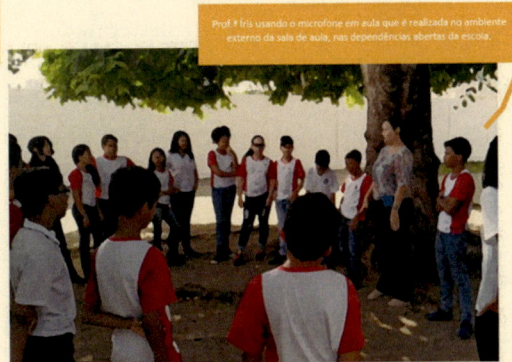

Fonte: a autora

Outro recurso foi identificado pela professora Íris ao usar o microfone sem fio, em ambiente de aula aberto, com caminhada ao ar livre, para que sua fala chegasse a todos os alunos.

Outra modelação destacada é a *velocidade da fala* do professor, em que percebemos três modos: um modo de *fala acelerada*, normalmente sem pausas, que dificultou a captação da informação pelos alunos; um modo de *fala fluente*, que equilibra o tempo da fala e, geralmente, chama a atenção dos que estão escutando; e um modo de *fala lenta*, habitualmente com pausas e que, em alguns casos, torna a informação demorada, provocando distração e desatenção dos alunos.

Essa atenção com a modelagem da fala do professor, quanto ao equilíbrio do tom e da frequência, está diretamente relacionada à atenção sustentada dos alunos. Quando a informação não chega de maneira adequada, a comunicação fica prejudicada, como dito na fala de AI1: "[...] *tem vez que não dá para entender o que a professora fala*". Essa dificuldade na comunicação pode favorecer a distração e prejudicar a qualidade da ambiência, tornando-se um facilitador na produção do sentimento de mal-estar na situação, uma vez que favorece um maior fluxo de intervenção do professor para solicitar silêncio, a reclamação dos demais colegas por não conseguirem escutar e uma maior distração do aluno por não estar compreendendo o que está sendo dito. Nas situações em que o tom e a frequência na fala dos professores estavam fluindo, chegando a informação a todos, verificamos maior atenção e participação dos alunos; quanto mais longe do professor, maior a dispersão e maior o fluxo de conversa entre os alunos.

Os professores colaboradores demonstraram estar atentos à variação do tom de voz, bem como a necessidade de usos de implementos que os auxiliem, por reconhecerem a adequação do modo de falar um importante recurso na sua ação docente. Já nos ensinou Gadotti (2019, p. 15) que a simplicidade e a clareza do professor ao ensinar são riquíssimos: "Quando a gente entende o que professor, a professora, falam, nos sentimos mais seguros e muito mais próximos deles".

Além do tom e da frequência na modelagem das falas, nas narrativas, os professores colaboradores destacam a demanda de atenção quanto à adequação da entonação da fala, que se apresenta não só pelo que se fala, como também *como se fala*. Sobre esse modo de falar, o professor Jacinto destaca, em vários momentos, que é preciso exercer uma reflexão, utilizar conscientemente a comunicação para melhorar a qualidade da relação pedagógica:

> *[...] eu procuro conhecer a turma. Eu tenho alunos aqui que eu pego desde o 4º ano, beleza, eu sei quem é quem, outros não. Essa menina que entrou aqui[2], por exemplo, eu já percebi que [faz expressão de ser uma pessoa de difícil convivência]. Então, eu tenho que saber como vai ser minha comunicação, porque eu não conheço, eu tenho que conhecer (Prof. Jacinto. Narrativa, p. 9).*

Além de conhecer o aluno para se comunicar de modo consciente, o professor ressalta a necessidade de compreender o público, o tipo de linguagem que utiliza e levar em consideração a fase de desenvolvimento em que se encontra. Ao mencionar que é preciso conhecer o aluno, o professor se refere à necessidade de adequar a comunicação e torná-la propícia a uma comunicação favorável.

Identificamos, na observação dos professores colaboradores, cinco modulações de falas. Cada professor varia o modo de falar em sua aula, mas há uma predominância em uma delas. As entonações identificadas foram a *carismática*, em que o professor expressa satisfação e envolvimento com a situação comunicativa, utilizando, às vezes, recursos lúdicos; *a fala calma*, em que ele demonstra tranquilidade ao se expressar – essas modulações de fala estiveram associadas ao bem-estar na situação; a *fala disciplinante*, em que, geralmente, ele expressa rigidez e insatisfação com alguma situação. Entretanto, se usar falas irritadas e impositivas, proporcionam situações de mal-estar, identificado por falas de insatisfação e comportamento indesejado por parte dos alunos.

---

[2] Quando o professor menciona a aluna, refere-se a uma novata retirada de sala pela professora e que ficou aguardando a diretora na sala das especialistas, onde estávamos realizando a entrevista.

A *fala irritada* demonstra que o professor expressa-se impacientemente, e a *fala impositiva* refere-se aos modos de falar em que o professor constrange o outro da situação ao se expressar. A fala irritada e a impositiva foram associadas a situações de mal-estar.

A modulação na fala do professor, além de revelar influência nas situações a partir

AD7: *"Gosto da professora porque ela tem uma fala calma com a gente".*

AI12: *"Fico com raiva quando ela grita e fala ignorante".*

AI19: *"Não gosto quando a professora reclama muito e desrespeita os alunos de forma que os alunos não se sintam felizes, pelo contrário, ficam tristes".*

das observações das aulas, também foi destacada na fala dos alunos. As falas de AD7 e AL12 demonstram que a modulação da fala do professor provoca sentimentos diferenciados. Falas irritadas e impositivas em demasia causam tristeza e desmotivação, como demonstrado na fala de AI19.

Os modos de falar são convites. Produzem espanto ou repelem. Tal como vimos nas observações ou por meio das falas dos alunos nos questionários, o modo como o professor disciplina a mesma ação influi na resposta que recebe. Destacamos os padrões de modos de falar: quando os professores têm tendências a configurações de falas carismáticas, calmas e disciplinantes associadas entre si, geralmente são atendidos em suas solicitações e favorecem a configuração de uma ambiência de bem-estar. Quando há uma configuração desse modo de falar, há também uma configuração delineada no modo de os alunos responderem. Professores que criam zonas de distanciamento pelo modo de falar possivelmente configuram alunos distanciados, indiferentes, ao passo que professores que cultivam carisma, que são convidativos em sua comunicação, produzem desejo de descoberta e encantamento. E como nos diz Alves (2002), a educação se faz com encanto.

Por conseguinte, nas interações durante as situações de condução, espera-se do professor uma resposta pedagógica frente à participação dos alunos. São as atitudes docentes conhecidas como feedbacks, e o modo de coordenar essa situação também se apresentou influenciando diretamente situações de bem-estar ou mal-estar. Os feedbacks são modelações de ações que os professores realizam no decorrer do processo de ensino e aprendizagem e, algumas vezes, em forma de orientação com o objetivo de analisar a resposta/comportamento de um aluno durante sua participação na vivência.

Os feedbacks pedagógicos são mencionados como ações docentes de grande relevância no processo de ensino e aprendizagem e têm recebido atenção de alguns estudos, como os de Cunha (2003), Petrica (2012), Ramalho, Rocha e Lopes (2020). Entre os estudos verificados, identificamos diferentes categorias de feedbacks e nos aproximamos das categorias de Gaspar (2013), por serem semelhantes aos achados de nossa pesquisa.

Segundo Gaspar (2013), o conceito de *feedback pedagógico* pode ser percebido a partir de três dimensões: a dimensão objetivo, a dimensão de direção e a dimensão momento. A *dimensão objetivo* refere-se à intenção que está implícita na reação do professor e pode ser *avaliativo*, quando reage à prestação do aluno, por meio de um juízo de valor; *positivo*, quando afirma ter sido correta a ação do aluno, ou *negativo*, quando afirma que sua ação está errada; o professor é considerado *descritivo* quando comunica ao aluno a forma como executou a tarefa e pode ou não identificar erros cometidos; é *simples* quando descreve a execução da tarefa, refere os critérios de execução a respeitar ou os erros a não cometer, sem justificar a informação; *explicativo* quando, além de descrever como o aluno executou a tarefa, explica o porquê de uma boa ou má execução; *prescritivo* quando informa ao aluno como deverá fazer a próxima tarefa e justifica ou não sua prescrição; é *justificativo* quando cita os critérios de execução a respeitar, assim como os erros a não cometer, justificando as propostas; *é interrogativo* quando questiona o aluno sobre determinado momento ou tarefa; *afetivo* quando reage à disposição para a prática, podendo ser *afetivo positivo* quando encoraja e elogia o aluno e *afetivo negativo* quando manifesta insatisfação relativamente à prática do aluno (GASPAR, 2013).

A *dimensão direção* diz respeito a quem a informação/feedback é dirigida. Nessa dimensão, o professor pode se dirigir à turma, ao grupo ou ao aluno. Quanto à *dimensão momento*, refere-se ao momento em que o professor proporciona o feedback. Nessa dimensão, o professor pode dar o feedback *durante a ação*, quando a reação acontece em simultâneo com a execução da tarefa, ou *depois da ação*, quando a reação acontece depois que a tarefa é executada (GASPAR, 2013).

No que se refere à modelação da dimensão objetivo, encontramos seis tipos de feedback realizados pelos professores colaboradores, os quais aprsentamos no diagrama a seguir:

Diagrama 5 – Modelações e modulações dos feedbacks

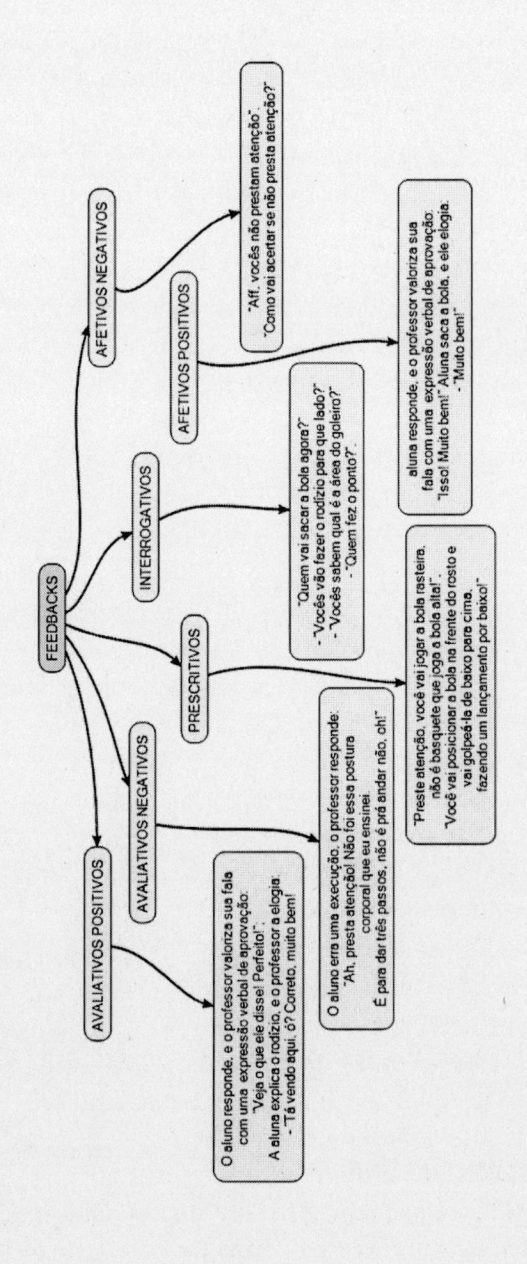

Fonte: a autora

Houve feedbacks que não promoveram bem-estar, nesses casos, geralmente o professor expôs as limitações dos alunos, não considerou seus esforços e limitou-se a apresentar os erros que eles cometeram, e estiveram associados aos feedbacks avaliativos negativos e afetivos positivos, como demonstrado no diagrama. Normalmente as responsivas dos alunos posteriormente eram de semblante entristecido, envergonhado e pouco atencioso nas atividades seguintes.

Constatamos que os feedbacks que tinham características que valorizaram a tentativa e a participação dos alunos, que se configuraram como incentivos à melhora da execução e da participação, quando os professores valorizaram o diálogo precedido de elogio e indicações de como podem melhorar a participação ou suscitar reflexões dos alunos sobre as ações a serem adotadas, tinham respostas positivas dos alunos. Assim, inferimos que configurações docentes com caracteristicas de incentivadores, que modelam e modulam sua forma de responder às ações dos alunos com feedbacks afetivos positivos, prescritivos, interrogativos e com afetos positivos estiveram em sua maioria associados às zonas de corporeidade de bem-estar.

Ramalho, Rocha e Lopes (2020) indicam o feedback como um dos instrumentos que merece especial atenção por parte dos professores na relação com seus alunos e afirmam que essas ações podem determinar como os alunos pensam, como se sentem, como reagem ao tipo de feedback dado pelos professores e, quase sempre, é ele que pode determinar a forma como o aluno encara a responsabilidade no seu dia a dia escolar. Entendemos que a frequência, o objetivo e o modo de realizar os feedbacks modulam os comportamentos dos alunos e pode motivá-los ou não a participar das aulas, portanto, é um fator importante no processo de construção de ambiências de bem-estar ou mal-estar na SM de orientação, condução vivencial.

Os indicadores de bem-estar envolvidos nas situações de fedbacks positivos apontaram para um envolvimento dos alunos, uma corporeidade engendrada de desejo, no dizer de Gomes-da-Silva (2016). A resposta ativa dos alunos no decorrer das vivências, a continuidade de sua participação, a tentativa de melhorar as jogadas, a maneira de responder de modo favorável à solicitação do professor demonstram que o feedback que valoriza a atitude da participação, a tentativa da execução do movimento, a capacidade de superar a vergonha da exposição desdobra desejo no aluno.

Ao produzir essa configuração, o professor assume uma postura de preocupação não só com o processo de aprendizagem, mas também com o sujeito que está nela. É criada uma zona de segurança, onde se tolera o "erro" em sua forma processual, como condição para o avanço da aprendizagem.

3.1.3 O modo de comunicar-se – gestualidade

As comunicações identificadas nas zonas de corporeidade estão para além da intervenção do professor quando dá um feedback ou quando verbaliza, sua comunicação extrapola seu modo de habitar o espaço da aula, com sua gestualidade. Vejamos o diagrama dessa categoria analítica.

Diagrama 6 – Comunicação pela gestualidade

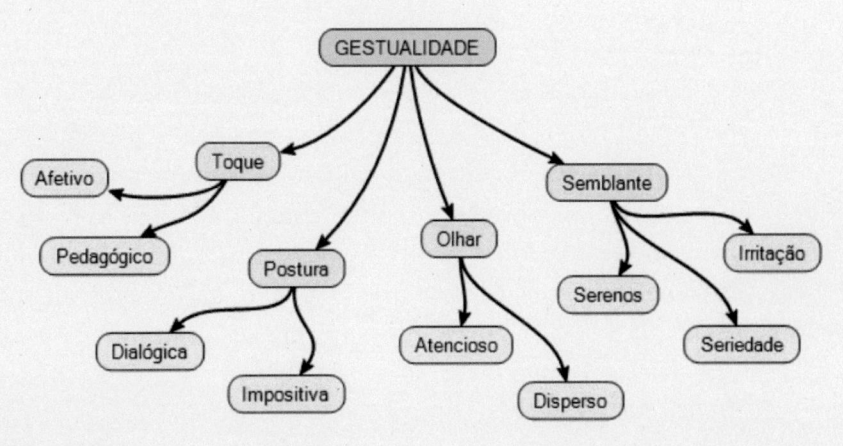

Fonte: a autora

As comunicações com o *toque* também estiveram presentes nas situações educativas de comunicação gestual. Em algumas delas, o toque foi utilizado pelo professor Jacinto para solicitar atenção ou conduzir uma ação pedagógica. Já a professora Dália utiliza bastante o toque quando precisa orientar os alunos individualmente e dialogar com eles. Em relação à professora Íris, o toque foi percebido, mais precisamente, para conduzir uma ação pedagógica.

Imagem 3 – Comunicação gestual com toque

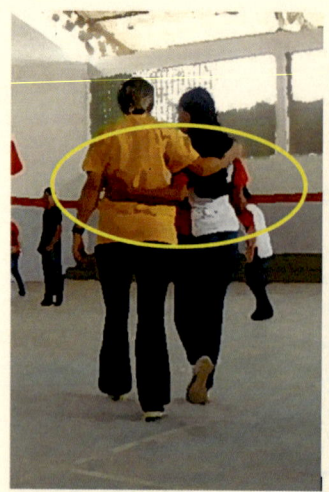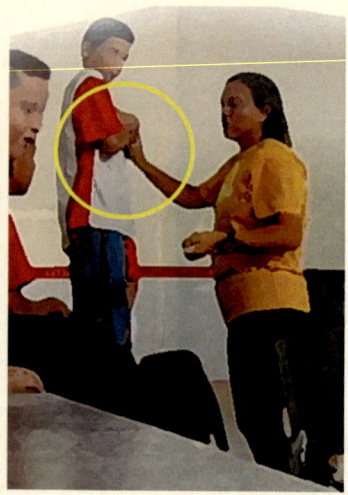

Fonte: a autora

Nas análises, encontramos, pelo menos, três modelagens de comunicação diferenciadas com o toque. A professora Dália apresenta uma comunicação gestual mais afetuosa com o aluno, expressa tanto pela aproximação corporal dela com os alunos como deles para ela. Em diferentes momentos, ela mantém contato com o toque de mãos, no ombro e nos braços, e gera uma ambiência de acolhimento com os alunos no momento da comunicação. Da mesma forma é abraçada por eles, demonstrando uma troca de afetos e de aceitação.

Já o professor Jacinto tem um contato corporal mais direcionado aos comandos pedagógicos. Os toques foram acompanhados de uma solicitação de atenção por meio do olhar e do gesto com a cabeça. Verifica-se uma postura atenciosa com os alunos quando está em comunicação. Sua modelação gestual, durante a SM, tem se mostrado mais expressiva com variação no movimento corporal. Suas informações são, geralmente, acompanhadas de gestos indicativos com as mãos.

O modo como o professor Jacinto usa a comunicação gestual já demonstra ser reconhecido pelos alunos, pois, em diversos momentos, eles responderam positivamente às solicitações do professor apenas com um comando gestual. Algumas situações que identificamos nesse tipo de comunicação foram o professor solicitando atenção da aluna, tocando no ombro e fazendo sinal negativo com o balançar da cabeça; um aluno que foi pegar a bola, e o professor estendeu a mão indicando para ele parar e sinalizou que não, situação em que estendeu as duas mãos solicitando que os alunos organizassem as carteiras enfileiradas.

Também visualizamos situações em que foi configurada uma modelação postural mais impositiva, postura de quem busca o controle na situação, que tenta manter a ordenação do lugar. Nesses casos, são utilizados o corpo mais inclinado, o dedo indicador estendido e a cabeça mais erguida. As análises indicaram diferenças significativas no posicionamento corporal dos professores quando se comunicam com os alunos, bem como identificamos efeitos também relativos.

Tais discussões nos permitem inferir que é necessário e possível um agir pedagógico mais consciente do próprio corpo na ação educativa, como nos indicam Antério e Gomes-da-Silva (2015), pois amplia nossa maneira de pensar esse corpo que se comunica durante a aula. Percebemos que configurações gestuais dialógicas estiveram associadas mais a situações de bem-estar, a partir dos indicadores de afetos positivos como afeição e contentamento. Salientamos que há uma tendência nesse modo de comunicar, quanto mais frequente se desenha um modo de comunicação, maior é a compreensão. Não há um padrão rígido, como se um professor com posturas dialógicas nunca se encontre em uma situação mais impositiva, decorrente da zona comunicativa instalada, entretanto, há um delineamento, uma forma mais recorrente de o professor se apresentar nas situações.

Além da expressão corporal, o olhar foi percebido como um elemento comunicativo na ZC, influenciando positivamente a ambiência.

Imagem 4 – Direcionamento do olhar ao comunicar-se com o aluno

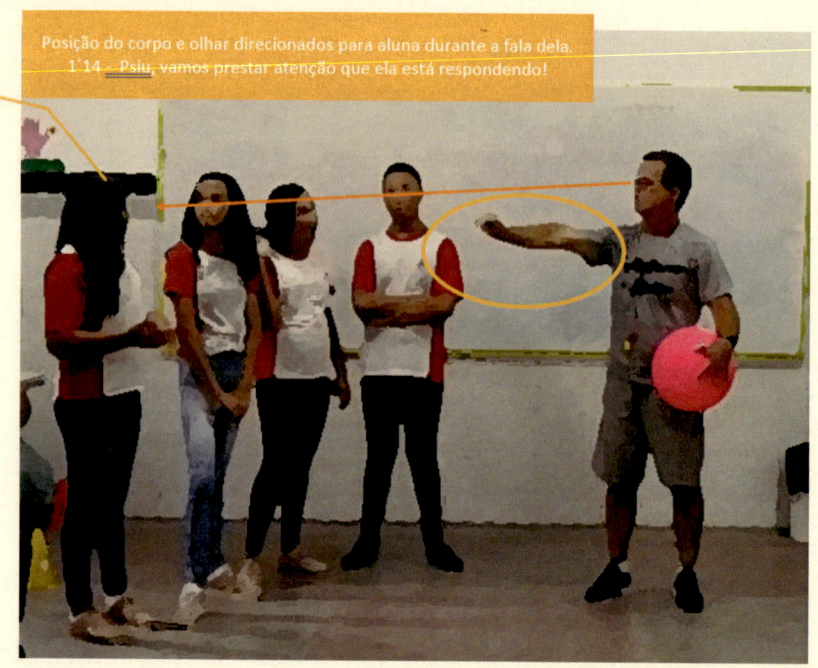

Fonte: a autora

Nas situações observadas, tanto o professor Jacinto quanto a professora Dália tendem a direcionar o olhar e o corpo para os alunos quando estão se comunicando com eles. Embora os três professores apresentem uma tendência em direcionar o olhar para o aluno no momento da comunicação, o semblante deles têm se apresentado de maneiras diferenciadas.

Percebemos alguns tipos de semblantes mais expressivos. Um semblante sereno, com traços de seriedade, demonstrando atenção na sua prática e envolvimento com a situação. Em alguns casos de resolução de conflito, o franzir da testa com semblante de seriedade. Sorriso com frequência durante as situações de brincadeira decorrentes das atividades. Um semblante sereno, risonho e atencioso nas situações. Outro semblante percebido foi de dispersão e preocupação, nesses casos geralmente associado a interferências externas à aula. O semblante de seriedade, de preocupação e insatisfação com a participação dos alunos na SM também foi percebido em alguns momentos.

Com as informações sobre as modelagens e as modulagens do semblante, identificamos que há situações que favorecem o bem-estar dos professores e indicam mais envolvimento e mais leveza na situação. O semblante dos professores comunica estados de satisfação e insatisfação com a situação e influencia o modo como os alunos o percebem. Quando questionados sobre o que gostam no professor, alguns disseram que percebem no semblante dos professores aspectos que os aproximam, e o sorriso foi mencionado como uma característica que apreciam neles e a demonstração de alegria por estar na aula e ensinar. Vejamos as falas dos alunos AJ24, AH7 e AJ15.

No que se refere ao sorriso, expresso na fala dos alunos, percebemos também diferentes modulagens, que ora surgem comm sinônimos de envolvimento e satisfação com a situação vivida e partilhada, ora como modos irônicos. No primeiro caso, o sorriso envolvia os professores e os alunos em situações de bem-estar; no segundo, quando utilizado de maneira irônica, foi perceptível a leitura de desagrado dos alunos, expondo e provo-

AJ24: *"A alegria que ele chega pra dar aula".*

AH7: *"É uma aula diferente, muito legal e ela está sempre feliz".*

AJ15: *"O jeito como ele ensina, ele realmente gosta de ensinar, nos leva a fundo no assunto".*

vocando outras situações de mal-estar não só entre o professor e eles como também entre os próprios alunos.

AJ26: *"Bom, ele é uma pessoa divertida, eu acho que a aula fica mais alegre e facilita até em prestar mais atenção".*

A alegria prediz uma ambiência suficientemente boa para proporcionar bem-estar. Ao reconhecerem que o professor tem alegria em estar em sala de aula, os alunos afirmam que também se sentem motivados, eles são influenciados pelo modo do professor habitar esse lugar. Vejamos o que diz AJ26. Os professores também ficam motivados quando sentem alegria nos alunos: *"Pra ser sincero, o momento que eu me sinto mais feliz é quando percebo que a turma está participando, que a turma assimilou, que a turma está alegre em participar da sua aula"* (Prof. Jacinto. Narrativa, p. 7).

Um perfil alegre foi uma modelação amplamente indicada como afeto positivo nas falas dos alunos. Os adjetivos legal, engraçado, extrovertido, alegre, brincalhão, divertido, simpático, bem-humorado e sorridente qualificaram positivamente o modo de ser dos professores colaboradores e associados a uma boa relação entre o professor e os alunos. Tais situações foram recorrentes nas observações dos professores que parecem se divertir com os alunos.

Em uma das situações observadas, o pular corda, com os alunos do 9º ano, trouxe uma ambiência de muita alegria. Os alunos foram desafiados de várias maneiras, alternando entre vivências em grupo, vivências em duplas e vivências individuais. Percebemos, nessa ZC observada, o professor, os alunos e o meio experimentando uma ambiência de bem-estar, gerada pela disposição dos alunos em participar, pela própria SM, que foi o pular corda, por sua dinamicidade e pelo professor, que se deixou envolver pela alegria dos alunos durante a experiência. Durante toda a atividade, o professor fez suas análises, deu seus feedbacks pedagógicos e apresentou a significação da experiência vivida para a aprendizagem do aluno, apontando seus efeitos fisiológicos e emocionais. A situação não foi vivenciada como mera prática, destituída de seu caráter pedagógico, mas também não esteve fora de uma ambiência convidativa, da alegria. Essa foi uma tendência de modulação observada ao longo das aulas deste e dos demais professores. Nos deparamos com a alegria de professores e alunos, a possibilidade de uma relação prazerosa entre aquele que ensina e aquele que aprende, tal como sugerem Snyders (1993) e Alves (2002).

Em outra SM, o professor coordena uma indisciplina do aluno durante o jogo, ainda assim com tendência de semblante sereno. Os alunos reclamam que o aluno não está seguindo as regras do jogo, e "o professor apita, pede pausa no jogo e diz ao aluno que não tem jeito, pois, se ele continuar, vai ter que desclassificar, porque ele foi denunciado e muito bem denunciado pelos colegas". Os gestos do professor com as mãos, ao falar, indicam uma solicitação de "por favor", pedindo que o aluno siga as regras. Seu semblante é de quem está se divertindo com a situação com sorriso, e a fala dos colegas, em tom de denúncia, reafirma o envolvimento deles com os combinados. A disputa é acirrada e não tem espaço para quem quer se beneficiar utilizando de artimanhas e descumprindo as regras. A situação foi tomada por uma ambiência prazerosa, professor e alunos envolvidos favorecendo a dinâmica do jogo.

Situações semelhantes foram amplamente percebidas nas situações de movimento analisadas da professora Dália, que constantemente partilha sorrisos com os alunos, decorrentes da própria situação experimentada ou proporcionado pela professora. Nos registros imagéticos foi captada uma tendência de ela se dirigir aos alunos sorrindo, gerando um envolvimento antes de suas falas. Como nos diz Freire (1996), a alegria faz parte do processo da busca, assim, ensinar e aprender não pode dar-se fora da procura, fora da boniteza e da alegria.

Antério e Gomes-da-Silva (2015), em seu estudo, já identificaram comunicações semelhantes no fazer docente, observando que as ações gestuais são atos comunicativos que intermedeiam as interações em sala de aula. Aqui reafirmamos que a interatividade dos corpos dos aprendentes (professores e alunos), como modos de comunicação, também são significativos na produção do bem-estar.

Assim, os gestos dos docentes, no decorrer da SM, podem influenciar, positiva e negativamente, a modulação dos afetos e ser um elemento relevante na promoção do bem-estar dentro da sala de aula. No que se refere aos afetos positivos, associamo-los aos níveis de interação com gestos pedagógicos e à presença de gestos afetivos positivos, como toque, olhar, semblantes alegres e sorrisos na comunicação com os alunos, ao passo que gestos afetivos negativos por parte dos professores foram associados a ações de desinvestimento dos alunos em permanecer na situação ou a repetição de comportamentos indesejados.

Compreender o corpo comunicativo no fazer docente é relevante como um saber docente, pois concorre para uma tomada de ação mais consciente de efeitos, atentando-se para a ZC criada pela SM. Tal como indica Antério e Gomes-da-Silva (2015), esse saber sobre os gestos pedagógicos, como as trocas de olhares e toques, são entendidos como fluxo de informação gerando ambiências educativas ao passo que, ao tomar consciência disso, o professor compreende que eles são tão expressivos e geram tantos efeitos quanto as informações transmitidas sobre determinado assunto.

Assim, considerar que as comunicações nas zonas de corporeidade docente se apresentam por estruturas de verbalização e gestualidades e que as modulações dessas comunicações podem interferir no bem-estar, revela possibilidades de ressignificar os modos mais influentes de proporcionar afetos negativos e sugerir investimentos nas ecologias pessoais dos professores, valorizando modos comunicativos mais afetivos positivos, com efetivas implicações na promoção de ambiências saudáveis.

3.2 Ecologia social do ensinar e suas relações com o bem-estar

As ecologias sociais do ensinar envolvem as relações de convivência estabelecida no ambiente educativo (GOMES-DA-SILVA, 2016). São estruturas comunicativas que se estabelecem no encontro e em que as ações docentes apresentam-se conforme as comunicações são estabelecidas com os alunos e com o ambiente.

3.2.1 Interatividade professor-alunos

Tão relevante quanto sentir-se identificado com a profissão é compreender como se sente em relação ao público com o qual está envolvido. Nesse caso, a afeição pelos alunos foi mencionada pelos professores como um aspecto importante para favorecer o bem-estar docente. Nesse caso, destaca-se a disposição para criar uma ambiência envolvente, convidativa, dialógica, valorizando as relações. O trabalho com pré-adolescentes e adolescentes tem sido considerado por alguns estudos como conflituoso e que provoca um maior índice de adoecimento dos professores (TOSTES *et al.*, 2018). Logo, requer do professor um modo diferente de disposição, pois demanda conhecimentos e habilidades específicas desse público.

Em um processo de construção, afirmam os professores colaboradores que é necessário dedicar tempo e ter afeição, isso pressupõe modos de "cuidar do outro", como afirma o professor Jacinto: *"A gente precisa se cuidar, a gente precisa cuidar dos alunos, mas [o] professor, ele precisa ser cuidado pra poder cuidar dos alunos [...]" (Prof. Jacinto. Narrativa, p. 20).* Convergente ao pensamento, Sarmento (2010) diz que a confiança e o cuidado contribuem para que os alunos se sintam mais envolvidos e com pretensão de adquirir conhecimentos e, assim, transforma o espaço educacional em um ambiente acolhedor e favorável à edificação do aprendizado.

Reiteramos que é preciso retomar o lugar do amor no fazer docente, não em sua concepção piegas, isto é, aquela que se dá sem o senso crítico, apenas como sentimentalismo. A fala da professora Íris nos direciona para tal entendimento:

> *Eu acho os alunos maravilhosos, eles adoram a Educação Física, adoram a professora também, sabe? Mas, antes da professora, a disciplina em si ajuda, mas também tem alguns que odeiam a Educação Física, mas gostam da professora, não é 100%. Os outros professores das outras disciplinas, eles que é um recalque também, "Ah, é, de Educação Física eles gostam!". Eles gostam é porque a maneira que a professora dá a aula, que junta eles, que aglutina, que acolhe, faz as coisas acontecerem com eles, é todo um processo, né (Prof.ª Íris. Narrativa, p. 9).*

Não basta dizer que os alunos gostam da professora porque ela é de Educação Física, há um motivo de laços serem criados, a Educação Física não é um fazer por fazer, é preciso compreender seu lugar como disciplina curricular, bem como é preciso compreender o lugar da afeição, do sentimento, para não destituir o seu lugar pedagógico.

Conforme afirma Schiller (1991), o sentimentalismo está ligado ao conceito de excesso, aquilo que extrapola a ponto de colocar o sentimento sempre à frente do pensamento racional. Amor, para nós, tem fundamento freireano, como um ato de coragem e de alegria com o conhecimento, só assim estando aptos a falar do respeito à dignidade e autonomia do educando (FREIRE, 1996).

Em suas falas, os alunos expressam de modo assertivo essa admiração pelo professor e percebem quando há alegria e satisfação no fazer deles. Aqui apresentamos os alunos, como afirma Jacinto, cada um com sua singularidade, como nos diz Snyders (1993, p. 114),

> [...] o aluno não está condenado a ser um simples consumidor da cultura, ele não recebe simplesmente a obra, mas a prolonga, a enriquece, acrescenta-lhe algo, faz nascer nela ecos que nunca haviam ressoado.

Cada escola é singular, pois nela se encontram diferentes mundos, que se apresentam, que surgem.

Foram 355 alunos que compuseram as aulas aqui analisadas, meninos e meninas com idades entre 11 e 15 anos. As turmas apresentaram singularidades que acompanham naturalmente a fase de desenvolvimento. Os alunos dos 6º e dos 7º anos apresentaram comportamentos mais enérgicos, muitas brincadeiras de correr, mais intensidade sonora de gritos. Os do 8º e os 9º anos demonstraram comportamentos mais calmos, menos vibração sonora e mais intensidade nas conversas entre si.

Aqui falamos de crianças e adolescentes que expressaram, em sua maioria, satisfação em participar das aulas de Educação Física e que indicaram gostar das experiências vividas em sala, sobretudo nas aulas práticas, como eles denominam. Enxergamos neles crianças e adolescentes vívidos, no dizer de Snyders (1993, p. 35), "ávidos de alegria presente e aptos à sua fruição".

Em suas falas, afirmam as aulas de Educação Física como as preferidas, como expressam AJ13, AJ16 e AJ28.

Nas turmas observadas percebemos crianças e adolescentes em fase de desenvolvimento, sem comportamentos aparentemente desrespeitosos ou excessivos com seus professores. A maioria se apresentou ciente de sua responsabilidade para o bom andamento e o bem-estar das aulas. Dessa forma, podemos dizer que, embora tenhamos pesquisado em três escolas diferentes, os grupos de crianças e adolescentes se assemelharam em termos de comportamentos e de envolvimento com os combinados.

Ao falar sobre seus alunos, a professora Íris diz se sentir bem, refere-se aos seus alunos como maravilhosos, amorosos, tranquilos e obedientes, sem citar que existem, claro, algumas divergências pontuais. Também afirmam ter afeição por seus alunos os professores Dália e Jacinto.

AJ13: *"Eu me considero, uma pessoa enérgica. Por isso, eu sempre gostei de brincar e correr, e acho que com os jogos são a melhor maneira".*

Esse sentimento, quando é mútuo, favorece ainda mais a ambiência, não só os professores afirmaram gostar dos alunos, como os alunos afirmaram afeiçoar-se aos seus professores, vejamos as falas de AJ22, AJ28 e AJ32. Alves (2002, p. 6) diz que "Quando se admira um mestre, o coração dá ordens à inteligência para aprender as coisas que o mestre sabe. Saber o que ele sabe

AJ16: *"Nas aulas de Educação Física não tem nada [de] que eu não goste".*

AJ28: *"Ele é o melhor professor que ensina a nossa escola toda".*

passa a ser uma forma de estar com ele. Aprendo porque amo, aprendo porque admiro".

Durante as observações, houve diferentes modulações no modo como os professores interagem com seus alunos que convergem com as falas expressas no questionários dos alunos. Apresentamos como se modulam nas situações de movimento aspectos da interação que influenciam a construção do bem-estar em sala de aula. Um deles são as competências relacionais que se apresentam de diferentes formas, aqui passamos a expor os vínculos afetivos, de confiança, de dialogicidade e respeito. Nesse caso, destaca-se a disposição para criar uma ambiência dialógica, é o desprendimento do professor no que se refere à promoção de um ambiente que torna as relações possíveis na situação.

Para criar vínculos afetivos, os professores afirmam que é necessário investir na confiança. Em sua narrativa, o professor Jacinto afirma que é necessário atentar para a fase diferenciada pela qual os alunos estão passando – que é a adolescência – e investir na conquista da confiança deles:

> [...] Sim, tenho, bastante facilidade. Nenhuma dificuldade. Assim... obviamente que é uma construção, assim... uma conquista. Todos os dias, todos os momentos você busca essa conquista e sempre essa reconquista. Sempre conquistando e reconquistando

[deles] a confiança e tentando dar exemplo com a nossa conduta, o nosso comportamento. Eles buscam essa referência.

[...] é um exercício de conquista permanente da confiança do aluno [...] (Prof. Jacinto. Narrativa, p. 12, 25).

Primeiro é você saber a realidade e saber realmente como eles se sentem acolhidos, porque o trabalho é com adolescentes, então você tem que ter um jogo de cintura muito grande para poder, né, deixar aquela aula massa [...] (Prof.ª Íris. Narrativa, p. 11).

Os vínculos de confiança são indicadores de relações favoráveis ao bem-estar e, para construí-los, é necessário tempo de vivências e conhecimento sobre o grupo a fim de tornar as relações familiarizadas. Nesse sentido, o professor precisa saber como eles se sentem acolhidos, como mencionou a professora Íris. Para isso, ele deve ter desprendimento para perceber as sensibilidades e os elos de aproximação e escolher as estratégias mais viáveis com base em sua situação real, e conhecimento por parte dos alunos, que vão reconhecendo o modo de ser do professor. Como frizou o professor Jacinto, os alunos tendem a perceber a conduta, o comportamento do professor. É uma construção de mão dupla, em que o professor e os aprendentes se configuram ao mesmo tempo na situação. Assim, os vínculos são construídos por meio de diálogos.

Bakhtin (1997) refere que diálogo produz fala viva e que a fala existe, na realidade, na forma concreta dos enunciados de um indivíduo: do sujeito de um discurso-fala, envolvendo autor e destinatário. Não é retórica, pertencente apenas ao professor como discurso autoritário.

Quando o professor e os alunos passam a configurar ambiências de comunicação e, juntos, criam vínculos entre si, está envolvido um "diálogo real" que, segundo Bakhtin (1997), apresenta alternância entre os sujeitos falantes. Assim, envolvidos em múltiplas falas, o professor e os aprendentes interagem em torno de uma construção em comum. A fala apresenta acabamento específico do enunciado, o que quer dizer que há possibilidade de resposta – o professor e os alunos perguntam e respondem em simultaneidade e há destinatário, ou seja, dirige-se a alguém.

Tal diálogo se dá não apenas na forma verbal, como analisamos no tópico anterior, mas também na própria experiência vivencial, como afirmam os autores:

Como o princípio é o diálogo, as Situações de Movimento são entendidas como processos de comunicação entre aprendentes e desses com o professor, nos quais estão contemplados os interesses e capacidades do grupo, além

> do envolvimento e da identificação de uns com os outros
> e com os conteúdos e temas propostos nas aulas (BETTI;
> GOMES-DA-SILVA, 2019, p. 62).

Betti e Gomes da Silva (2019) enunciam que a dialogicidade em sala de aula está imbuída de respeito pelo outro – do professor para os alunos e dos alunos para o professor.

> *Eu tento trabalhar bastante a questão afetiva, a confiança. Por quê? Muitas das vezes, assim... a gente fica com a educação formal, mas a gente precisa abrir espaço para essa relação afetiva, de confiança. O professor, ele não é só professor, ele além disso pode ter essa dimensão de relação consigo mesmo, com o próximo, com a vida e com Deus, então essa transdisciplinaridade, essa dimensão espiritual eu também busco. Mas sempre, assim... como a gente percebe e Paulo Freire fala disso, às vezes você é convidado a dar uma pausa no teu planejamento e exercitar a pedagogia do afeto. Naquele momento que a turma sinaliza, aí é o recuo para você dar um salto qualitativo, avançar. Então às vezes eu percebo que o aluno está chateado, que ele está, assim... que a turma está "Professor, dá um tempinho!". Eu paro um pouquinho, não tem problema nenhum, isso também é pedagógico, e aí a gente começa a trabalhar, eu mostro pra eles, "Oh, se a Educação Física trabalha mente e corpo, a mente é também, é essa dimensão do ser, então vamos refletir a relação consigo mesmo, com a sua família, com o outro, com o mundo" e aí eu vou nessa dimensão e eles gostam, eles aceitam. Aí é que tá, né, é um exercício de conquista permanente da confiança do aluno e a gente cria laços afetivos pro resto da vida (Prof. Jacinto. Narrativa, p. 25).*

A fala do professor Jacinto enfatiza as relações que se estabelecem por meio dos vínculos afetivos como um fator que precisa de investimento e dedicação. As competências relacionais entre o professor e os alunos são apresentadas nesta pesquisa como situações que precisam ser consideradas como constituintes do processo de construção de ambiências saudáveis. Esse investimento tem relação com a amorosidade mencionada pelos alunos. Um professor que cuida está envolvido com o seu fazer e tem interesse que o aluno aprenda, por isso está atento às singularidades que se apresentam, investindo na criação de vínculos para favorecer essas relações.

Em seu estudo, Sarmento (2010) afirma que as relações de estima do professor com os alunos geram sentimentos de confiança e consideração deles para o docente, o que contribui para que se sinta mais envolvido e com pretensão de adquirir conhecimentos. Assim, transforma o espaço educacional em um ambiente acolhedor e favorável à edificação do aprendizado.

As relações de convivência são apresentadas pelos professores colaboradores como processos em constante construção e relevantes para uma boa relação em sala de aula. É preciso ter tempo pedagógico, fazer investimentos acertados e conhecer os aspectos afetivos e relacionais e as coordenadas que favoreçam tal construção. Para o professor Jacinto, isso é um desafio:

AJ25: *"Sim, sempre pergunto quando estou com dúvidas, e ele sempre explica várias vezes".*

AJ28: *"Sim, porque ele me trata bem, ele me ensina bem, quando eu peço explicação sobre alguma atividade, ele me explica".*

AJ32: *"Sim, quando tenho dificuldade de entender o assunto, peço ajuda a ele e ele tem a paciência de explicar o assunto e eu acho isso muito bom".*

Eu vejo desafiador. Tem aqui turmas, vamos dizer assim, o compromisso é o mesmo, mas tem turmas que... são turmas diferentes, você não pode padronizar, eles são diferentes. Tem turma que você percebe que a relação é mais estreita, mais próxima, outras não. Tem que saber como se relacionar, repito, o compromisso é o mesmo, mas a relação ela vai sendo diferenciada, porque eles são diferentes. É desafiador. Fragilizar, não. Desmotivar, também não. Desafiar, sim. Aí tem turma mais desafiadora do que a outra. Acho que é por aí (Prof. Jacinto. Narrativa, p. 13).

Apresentar boas competências relacionais foi associado a situações de movimento com ambiências de bem-estar. O modo como os alunos se sentem em relação ao professor favorece ou não a participação deles, por demonstrarem um sentimento de segurança, como representam as falas de AJ25, AJ28 e AJ32.

Entretanto modos mais impacientes e indiferentes foram associados a falas que expressam insatisfação com a modulação dos professores e geram efeitos negativos, ao imprimir nos alunos um sentimento de insegurança em envolver-se nas atividades, como expressa aa fala de AI12.

Estudos como os de Almeida, Heckert, Barros (2011) e Both (2017) já vêm apresentando as competências relacionais como elementos importantes no exercício docente, como

AI12: *Tenho vergonha de falar com ela, pois acho que ela não vai gostar do meu comentário.*

produtores de bem-estar. Nesses estudos, apresentam-se construções relevantes, como relação de afetividade com a escola e de confiança com os alunos. Com um pensamento semelhante, Vieira-Santos, Prette e Prette (2018) defendem que, entre outras competências, o professor precisa atentar para as habilidades sociais (HS) como influenciadores da qualidade do processo de ensino e aprendizagem.

Entre as habilidades sociais verificadas e mencionadas pelos alunos estão os professores participativos, que se envolvem na SM e brincam com os alunos. Na SM representada na imagem a seguir, há um momento em que a professora Dália joga com os alunos e, juntos, divertem-se.

Imagem 5 – Prof.ª Dália jogando com os alunos

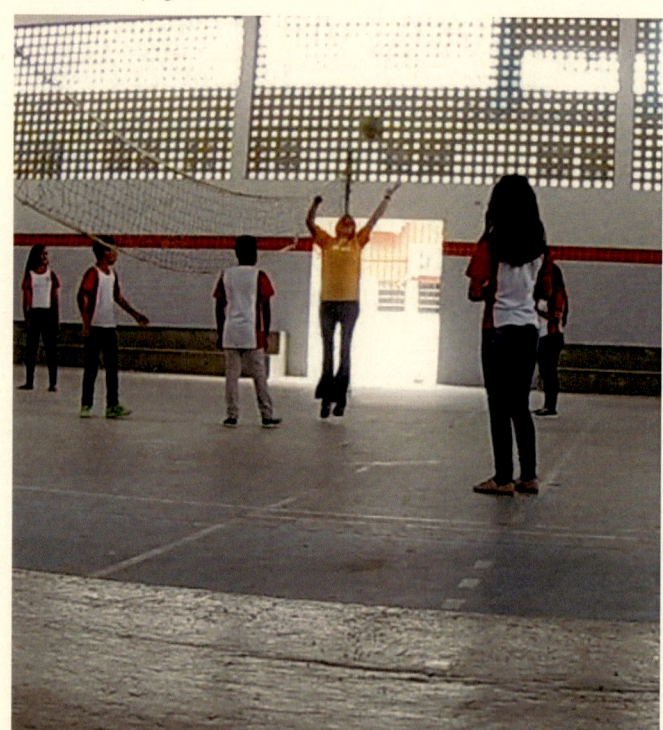

Fonte: a autora

Na situação de jogo, igualmente, professora e alunos apresentam semblantes de satisfação. No decorrer da brincadeira, a professora não deixa de conduzir os alunos, faz constantes feedbacks sobre o modo de jogar deles, auxilia a execução das jogadas, está envolvida com o jogo, pois se esforça para acertar, diverte-se e está atenta aos processos de aprendizagem que estão acontecendo.

No questionário, a professora também é lembrada pelos alunos AD14, AD3 e AD4 e referenciada por sua participação e envolvimento nas atividades. Esse envolvimento não se apresentou apenas com a participação na atividade prática como um dos jogadores, mas também em ações como torcer pelas equipes e atuar na dinâmica para o jogo/situação fluir, ao se permitir sentir a emoção vivida pelos próprios alunos na situação e

AD14: "Legal porque ela tem vez, quando está faltando gente na aula, ela joga com a gente".

AD3: "Gosto muito quando ela brinca".

AD4: "Eu gosto quando ela nos chama para conversar, quando ela brinca com a gente".

comungar da aprendizagem facilitada, situações muito presenciadas nas observações de aulas do professor Jacinto.

Estariam os professores brincando ou trabalhando? Será que é possível separar os dois, ou estaríamos anulando um ou outro? Na PC, um não inviabiliza o outro, é na verdade o momento que o brincante surge, momento em que se criou uma ZC brincante, professor-aluno-ambiente operando em uma mesma coordenada. Todos foram desafiados a brincar. "Este sentir-se desafiado a brincar revela a capacidade do viver saudável do sujeito individual ou coletivo, nas diferentes idades, gêneros, crenças ou etnias" (GOMES-DA-SILVA, 2016, P. 51).

Em sua obra, Snyders (1993) fala dessa capacidade da síntese enriquecedora das idades, afirmando que a escola é uma obra comum dos jovens e dos adultos, sem negar as oposições que subsistem entre os dois, mas possibilitando o ponto de entrecruzamento que provoca a alegria.

> A alegria da escola significaria ao mesmo tempo felicidade por ser jovem e felicidade por tornar-se "adulto" lançando mão da mediação do adulto que ensina. Felicidade por crescer e continuar a viver seu passado infantil sem amargura (SNYDERS, 1993, p. 60).

Tal entendimento nos remete à fala da professora Dália, que diz que escolheu ser professora pois queria fazer outras crianças felizes, assim como ela lembra que era em suas aulas de Educação Física no período escolar.

No que se refere a essa possibilidade de interação professor-aluno, também foi mencionado pelos alunos como algo positivo a disposição do professor em interagir para além da atividade didática. Ter espaços para conversar com os professores foi uma atitude associada a afetos positivos nas falas dos alunos. Os momentos em que eles se dispõem a conversar sobre assuntos diversos, voltados para outros temas, em que dão atenção à fala dos alunos e partilham histórias de vida são exemplos mencionados. Vejamos a fala de AI7.

AI7: *"Porque a professora é muito legal e ama conversar com a gente".*

AD4: *"[...] porque pode conversar com ela e brincar muito e conhecer os professores".*

A disposição para ficar com os alunos e conversar se revelou uma habilidade social do professor que favorece situações de bem-estar muito apreciada pelos alunos, pois, além de ter sido mencionado em muitas falas, foi uma situação presenciada com frequência durante as observações das aulas. A interação nesse sentido parece aproximar o professor dos seus alunos, fortalecendo os laços afetivos e possibilitando o elo dialógico, do qual falamos anteriormente. Criar ambiências de conversa parece aqui um convite ao professor, como uma necessidade que o aluno apresenta nessa relação. Segundo Sanches (2019), trata-se de uma escuta sensível, quando o professor enxerga o aluno para além de um receptor de conteúdo.

Tanto quanto participar da atividade, conversar com os alunos, sentir-se integrante desse universo diz de um professor que encontrou a possibilidade de conferir prazer no seu trabalho. Trabalhar brincando, um encontro possível, professor-aluno comungando de aprendizagem e felicidade, uma troca igualmente sentida, ambos sentindo-se convidados ao prazer de brincar. A configuração docente brincante como possibilidade de existência.

3.2.2 Interatividade professor-aluno-comunidade

Outra modelação que apresentou indicativos de bem-estar foi percebida nas situações de movimento que proporcionam interação com pessoas externas ao contexto da sala. Nas narrativas, os três professores mencionaram sentimentos de satisfação com as situações vivenciadas em parceria com instituições de ensino superior (IES):

> *E também teve uma época que a gente fez parte do projeto da UFPB, eu levei a escola até a UFPB, eu levei eles pra lá e eles participaram de aulas de Educação Física especial, conheceram bastante, e a UFPB também veio à escola, só que eles desistiram, porque os alunos estavam achando muito longe [...]. Mas foi bom pra nossa escola, porque nós tínhamos um aluno cadeirante que era muito difícil ele participar, não por ele, por conta da família, pra não expor, aquela coisa toda. Mas eu sempre colocava ele pra participar, sabe? Os jogos internos, ele participava tanto da mesa como também das regras, até da própria prática, das aulas também (Prof. Jacinto. Narrativa, p. 24).*

> *Posso dividir minha trajetória profissional em antes do PIBID e depois do PIBID. Ter a oportunidade de participar desse projeto foi um divisor de águas na minha profissão. Posso dizer que aprendi a ser professora depois dessa experiência de 4 anos de supervisão e trocas com os estagiários. Como já relatei, minha escolha profissional foi meramente por causa dos esportes de rendimento, competições... E confesso que ficava meio perdida em planejar e colocar em prática algo que não fosse para treinamento, o PIBID veio pra me completar como professora do "chão da escola" e mudar o foco das competições e do rendimento (Prof.ª Dália. Narrativa, p. 4-5).*

Além de contribuir para capacitar os professores, o trabalho conjunto com outras instituições proporciona aos alunos experiências diferentes das atividades vivenciadas habitualmente e a sensação de envolvimento. A aluna AI2 expressa sua satisfação ao se apresentar em outro lugar, bem como AJ15 também se refere às aulas de campo como momentos de diversão.

AI2: *"Uma vez, os estagiários nos levaram para a UFPB para nos apresentarmos na Mostra Cultural, e foi muito bom".*

AJ15: *"As aulas de campo que tinha eram bem divertidas, sempre com grandes piadas e risadas, era legal".*

Sobre essa participação, identificamos seis situações de movimento que aconteceram com a presença de estagiários e que convergem com as falas apresentadas, em que a presença dos estagiários influenciou a ambiência de bem-estar.

AI16: *"Gosto muito quando vêm estagiários".*

AI19: *"Houve estagiários nas aulas, eu achei isso muito legal e diferente".*

A participação de estagiários nas aulas revelou-se como um influenciador de bem-estar nas situações, pois, ao auxiliar a professora a organizar os implementos, possibilitaram que ela se envolvesse bem mais com a condução e com a organização dos alunos. Não só os professores demonstraram estar motivados, como também os alunos. Falas como as de AI16 e AI19 demonstram que há uma ambiência favorável quando outras pessoas interagem na situação, e essa presença é associada a afetos positivos como satisfação, diversão e alegria.

Semelhante à presença dos estagiários, identificamos a ambiência gerada pela presença de um aluno de outra turma, atleta profissional de *goalball*, convidado pela professora Íris para fazer uma demonstração dos tipos de lançamentos desse esporte.

Nessa situação em destaque, encontramos um elemento "atrativo" para esse grupo, que se apresentou como um potencializador da situaçao, conferindo nova modulação depois da chegada do aluno. Quando o aluno-atleta chegou, houve um impulso provocador não só para o professor como também para os alunos. Durante a participação do aluno-atleta, o semblante da professora era de satisfação, expressa pela leveza e pelo riso em sua face. Todos os alunos passaram a prestar atenção às jogadas, e as conversas paralelas diminuíram.

Na coordenada de ação da professora nessa situação, ao planejar, a professora Íris mostrou-se criativa e inventiva buscando oferecer aos seus alunos situações diversificadas. Sua ação demandou mais trabalho, porque precisou articular o horário de sua aula e a liberação do aluno para sair de sala. Houve uma coordenação de ação que é de responsabilidade do professor. Reconhecemos que, nessa ação, foi valorizada a relação aprendiz-aprendiz, o saber advindo deles, uma valorização pelo próprio conhecimento que o aluno já possui. A professora sai da condição de detentora do conhecimento para mediadora.

Nessa situação, a coordenada de ação da professora favoreceu a aula diferenciada, ao mesmo tempo em que foi envolvida e tocada pela ambiência gerada com a presença de seu convidado. Podemos dizer que, na coordenada de ação da professora Íris, houve uma modelação no ambiente de aula que gerou um clima de bem-estar estabelecido na presença do aluno-atleta e na participação ativa dos demais.

Sintetizando a questão que se relaciona com a interatividade professor-alunos, observamos que os professores com habilidades sociais que favorecem um ambiente de confiança, que promove a dialogicidade, que favorece o respeito mútuo, participativo no decorrer das situações, que promove momentos de descontração por meio de conversas, aqueles que conseguem a partir desses elementos encontrar seu modo mais brincante na situação compartilham mais sorrisos com os alunos e apresentam menos conflitos durante as aulas. Por isso inferirmos que professores com modulagens brincantes influenciam, de maneira positiva, a promoção de ambiências de bem-estar no ambiente de aula.

3.2.3 Interatividade professor-aluno-conhecimento

Conforme visualizamos, a ecologia social diz da relação dele com o outro que compõe o ensino, esse outro não se refere apenas às pessoas, mas também aos elementos que envolvem o ensino. Assim, entre as relações estabelecidas estão aquelas que envolvem o conhecimento, as metodologias, os elementos que estão dentro do plano de ensino do professor. Lembrando que ambiência envolve tanto o professor e os alunos quanto todas as comunicações que se estabelecem no momento da aula. Desta feita, os modos do professor e dos alunos favorecem ou não as ambiências de bem-estar, além de outros elementos constitutivos, sobre os quais passamos a discursar.

A diversidade de conteúdos foi uma das modelações que se apresentou como produtora de bem-estar subjetivo, percebido tanto nas falas dos alunos quanto na dos professores. Notamos, durante as observações, que experiências diferenciadas provocaram nos alunos aspectos de motivação e satisfação ao participar da SM.

Segundo Betti e Gomes-da-Silva (2019), uma diversidade de situações de movimento deve ser proporcionada aos aprendentes durante sua escolarização, para que eles aprendam *sobre* e *com* essas situações. Dado o contexto da pesquisa, identificamos multiplicidade nas modulações observadas. Das 30 aulas selecionadas para análise, foram identificadas 45 situações de movimento de condução, compondo danças, esportes, jogos, lutas e ginásticas.

Essas não foram somente as situações de movimento identificadas durante o período de observação, porquanto outras foram mencionadas no decorrer das narrativas dos professores colaboradores, como *jogos internos, campeonatos esportivos*, participação em eventos culturais, *práticas corporais de aventuras,* como caminhada orientada, escalada, slackline, além do parkour.

Com base nas menções dos professores colaboradores, percebemos uma *diversidade de conteúdos* ofertados. Isso demanda um nível elevado de envolvimento e ética profissional pois para serem ofertadas requerem dos professores formação, capacitação constante e estratégias diversas para possibilitar a experimentação das situações em que eles apresentam pouco conhecimento. Convém enfatizar que as situações de movimento estão em constante mudança na dinâmica escolar, e atualizar-se contribui para que essas situações sejam trabalhadas com um percurso de aprendizagem planejado e intencionalidades pedagógicas explicitadas, como sugerem Betti e Gomes-da-Silva (2019).

> *O PIBID me deu a oportunidade de vivenciar com os alunos as práticas corporais de aventuras com caminhada orientada, escalada, slackline, todas essas vivências na Unipê junto com o corpo docente de lá, além do parkour. Pudemos realizar também na Unipê um evento de dança e circo juntos, com essa vivência riquíssima das práticas circenses sendo levadas para o chão da escola (Prof.ª Dália. Narrativa, p. 5)[3].*

> *Eu acho que outra coisa é se apropriar da cultura deles, do que eles trazem e pegar aquilo e trazer para a Educação Física, trazer o conteúdo que você quer mediar várias situações, fazer com que fique mais interessante ainda o conteúdo e deixar eles se manifestarem, eles falarem. É gastar essa energia e depois você tenta reorganizar o tempo, entendeu? (Prof.ª Íris. Narrativa, p. 11).*

As falas das professoras colaboradoras denotam que a vivência não é só do aluno, mas também do professor, razão por que constantemente vivenciam novas situações juntos. E quando o professor tem disposição para mudar o foco, ele e os alunos são motivados. Estas palavras do professor Jacinto confirmam essa assertiva:

> *[...] essa superação é permanente. Superação de recursos didáticos, superação financeira, superação de estruturar suas aulas de campo, com transporte, entendeu? Investimento, superação de relação [...]. Então tudo na nossa vida é feito de superação para o nosso crescimento, não é para impedir nada, não, é para o nosso crescimento. Você tem que ser criativo, você tem que ser otimista, você tem que amar aquilo que você faz [...]. (Prof. Jacinto. Narrativa, p. 8).*

---

[3] A professora se refere ao período em que a escola foi contemplada com o Programa Institucional de Bolsas de **Iniciação à Docência** (PIBID), por intermédio da Coordenação do Curso de Educação Física do Centro Universitário de João Pessoa (Unipê).

Dar fluência às vivências, apesar das dificuldades, possibilitar que o aluno experimente diferentes situações de movimento dutante sua escolarização requer do professor configurações de disposição e vivacidade para superar as dificuldades que o sistema impõe e, também, para superar-se a si mesmo, segundo o professor Jacinto. Essa situação envolve investimento, ou seja, tomar para si, encarregar-se disso. Essa compreensão pode ser endossada com a narrativa da professora Íris.

No começo do ano, eu pergunto, assim... o que é que eles gostam de brincar, de atividades de lazer, eu tento mapear algumas coisas na realidade deles. Tipo, eu tenho um aluno que é do skate e eu não tenho skate no meu planejamento, mas aí eu vou trazer o skate, sabe? Não tem surfe, mas eu tenho que trazer. Ah, o pirralho é do jiu-jitsu, eu não sei dar aula de jiu-jitsu, [então] eu dou aula de judô. Mas enfim, eu sempre faço isso com eles, sabe? Mudo alguma coisa, adapto pra ele trazer realidade. Ah, ele é da dança de rua, do hip-hop, gosta de K-pop. Pronto, agora eu estou no desafio de entender e de dançar o K-pop, porque é uma febre e eu nunca tinha parado pra aprender e agora eu estou aprendendo com meus alunos. Eu vou montar um grupinho para eles me ensinarem e a gente apresentar alguma coisa de K-pop porque eu tenho que entrar nesse universo dele, né (Prof.ª Íris. Narrativa, p. 15).

Estudos como o de Florêncio e Gomes da Silva (2015) já apresentam a tendência dos professores de Educação Física a direcionar as escolhas do conteúdo com base em suas experiências de movimento no decorrer da vida, como declarou a professora Dália na fala anterior, ao afirmar que se sentia meio perdida em planejar e colocar em prática algo que não fosse para treinamento e que, por gostar desse tema, sentia-se motivada. Ao se abrir para a mudança, facilitada pela participação no PIBID, ela possibilitou novas experiências aos alunos, motivando-os e sentindo-se também motivada.

Sobre essa diversidade, Betti e Gomes-da-Silva (2019,p. 58) afirmam que:

[...] a diversificação dos conteúdos leva também a aprendizagens mais diversificadas e complexas. Eventualmente, algumas aprendizagens poderão sobrepor-se em algum aspecto; por exemplo, as habilidades de deslocar-se no espaço, passar e receber uma bola, entre outros, poderão coincidir em vários jogos, mas também irão se diferenciar em função das intencionalidades e das situações de cada jogo.

Essa *diversidade de experiências* foi amplamente mencionada nas falas dos alunos como um dos motivos de gostar ou de desejar vivenciar as aulas de Educação Física.

Figura 1 – Aspectos motivacionais dos alunos

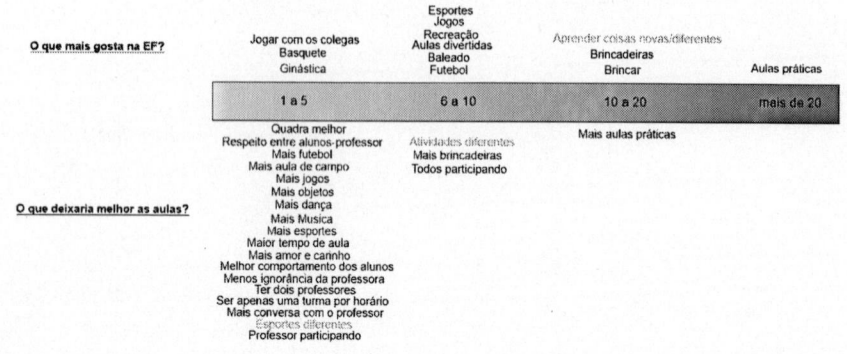

Fonte: a autora

Observamos, na Figura 1, que tanto na primeira quanto na segunda questão os alunos referiram que poder vivenciar *situações diferenciadas, diversificadas* e de *experimentação* é um aspecto motivador, um desejo e uma satisfação de participar das aulas.

AJ6: *"Eu gosto das aulas práticas pois nos exercitamos e nos divertimos".*

AJ10: *"As aulas na quadra, porque além de nos divertimos, nos exercitamos e trabalhamos o corpo".*

Além de mencionar a diversidade de conteúdos, as situações de movimento de experimentação são apresentadas nas falas dos alunos como um motivador para participarem das aulas de Educação Física, conforme representado nas falas de AJ6 e AJ10.

Nas observações, confirmamos o interesse expresso nas falas dos alunos e verificamos uma ZC convidativa, uma vez que percebemos um número elevado de participação nas vivências. A maioria das aulas teve entre 80 e 100% de participação dos alunos. Essa modelação tanto se apresentou na situação vivencial quanto na qualidade de participação, uma vez que os alunos se mostraram atentos e interativos. Esse percentual se manteve do 6º ao 9º ano. Quando questionados sobre o motivo de participar, em sua maioria mencionaram o fato de gostarem das aulas ou de ser uma aula que permtie eles estarem em movimento.

Esse dado corrobora os achados da literatura que associam a diversificação das aulas como um fator que motiva a participação dos alunos nas aulas de Educação Física (ANDRADE; TASSA, 2015; LAFETÁ *et al.*, 2017).

Sanches (2019) afirma que:

> Não há contrução de saberes sem interação. E esta não ocorre de forma imperativa, mas pela relação com os objetos de conhecimento. Ao mesmo tempo, essa interação precisa ter significado. Eu só posso construir um saber quando ele possui significado e sentido. Do contrário, não é saber, é somente uma informação que passa, não ecoa, não traz retorno e deixa de existir (SANCHES, 2019, p. 70).

Reiteramos, porém, que é preciso investimento da gestão escolar e das políticas públicas, que possam dar viabilidade às ações desses professores, garantindo, assim, que a Educação Física seja vivenciada em sua riqueza de experiências.

3.3 Ecologia ambiental do ensinar e suas relações com o bem-estar

As ecologias ambientais do ensinar se referem à relação com os constituintes de SM, como espaços e materiais com a turma (GOMES--DA-SILVA, 2016). São os elementos que aparentemente não influenciam a condução, mas que estão presentes o tempo todo na sala de aula, sobretudo na Educação Física.

3.3.1 O ambiente como um lugar de pertencimento

Completando a tríade, apresentamos as escolas. Começamos falando como os professores dão significação ao que seja a escola. A professora Dália afirma que a escola significa um espaço transformador e que pode mudar vidas. Essa professora nos apresenta o sentido da existência de vidas, vida que está em transformação, um ambiente de conviver, viver junto, compartilhar transformações.

Experiência com o lugar que se transforma em sentimento. A professora Íris também fala sobre esse processo de construção que se dá com o ambiente, com o que compõe o espaço, reconhecendo que não se trata de prédio, trata-se também das convivências que se experimentam nesse lugar.

> Olhe... assim... eu já tive vários momentos, assim, na escola, de tristeza, de insatisfação, mas ali a gente depois vai vendo e não, é o lugar do meu trabalho. Ah, eu já conheço aqui, conheço ali, já conheço o bairro, as famílias, se eu pudesse... Ah, se dissesse "Você vai pra uma escola mais perto de casa", talvez eu não fosse mais, já teve ano que eu iria. Mas no lugar em si eu lembro de tudo e as coisas positivas, elas se sobressaem (Prof.ª Íris. Narrativa, p. 20).

O processo, como percebemos na fala da professora Íris, permite essa mudança de sensação com o lugar e revela também que essa sensação pode ser transitória, de tensões, que são construções coletivas.

> A escola significa um segundo lar. O primeiro lar [é o d]a nossa família, o segundo lar, a escola. Por quê? Porque nós estamos aqui todos os dias, muitas das vezes os dois turnos, tem professor até os três turnos, então é um lar. Não é uma instituição só de pedra, de barro, não. Aqui convive, tem gente, como diz Paulo Freire, né, e gente tem que ser tratada com gente, então eu vejo como nosso segundo lar, um templo de oração, de educação, um tempo de relacionamento, de respeito, de afetividades, de amizade, de amor, e se eu pudesse eu tiraria os muros e faria ponte (Prof. Jacinto. Narrativa, p. 20).

Completando a maneira de perceber a escola, o professor Jacinto nos leva em sua fala ao dizer de Freire no Poema "A escola".

> Escola é
> ...o lugar que se faz amigos.
> Não se trata só de prédios, salas, quadros,
> Programas, horários, conceitos...
> Escola é, sobretudo, gente
> Gente que trabalha, que estuda
> Que alegra, se conhece, se estima.
>
> O diretor é gente,
> O coordenador é gente,
> O professor é gente,
> O aluno é gente,
> Cada funcionário é gente.

E a escola será cada vez melhor
Na medida em que cada um se comporte
Como colega, amigo, irmão.
Nada de "ilha cercada de gente por todos os lados"
Nada de conviver com as pessoas e depois
Descobrir que não tem amizade a ninguém.
Nada de ser como tijolo que forma a parede, indiferente, frio, só.

Importante na escola não é só estudar, não é só trabalhar,
É também criar laços de amizade, é criar ambiente de camaradagem,
É conviver, é se "amarrar nela"!

Ora, é lógico...
Numa escola assim vai ser fácil! Estudar, trabalhar, crescer,

Fazer amigos, educar-se, ser feliz.
É por aqui que podemos começar a melhorar o mundo.
(Paulo Freire)

Tais significações são vividas também pela interação com o espaço físico que a escola oferece. As tensões vividas nos bairros em que estão localizadas, as possibilidades de experiências que o ambiente oferece, as limitações que esses espaços possuem, tudo isso faz parte dessa construção.

Do ponto de vista da estrutura, as escolas se assemelham. Nesse quesito, as escolas da professora Íris e o do professor Jacinto são parecidos em quantidade de turmas por horário, são consideradas escolas pequenas, pois atendem em torno de oito turmas por horário. Difere nesse contexto da escola da professora Dália, considerada uma escola grande, que atende a 25 turmas. Tanto a professora Íris quanto o professor Jacinto dispõem de pouco espaço para as vivências. Já no caso da professora Dália, a escola possui ginásio e a dificuldade gerada é em torno do compartilhamento do espaço, visto a grande quantidade de turmas.

Essas estruturas influenciam diretamente o fazer docente dos professores.

> *Mas o espaço físico é muito limitado, eu não tenho quadra, tenho um pátio, mas tem lâmpada, refletor, qualquer coisa pode quebrar, é pequeno, eu tenho turmas de 37 alunos que é superpequeno para as atividades. Eu tenho um espaço de areia bem legal [de] que eu gosto, mas faz uma poeira horrorosa, às vezes eu adoeço porque esse espaço às vezes está no sol, às vezes está na sombra, tem uma árvore. Mas assim... a limitação física é muito grande, poderia, sim, o poder público investir, a gente tem um espaço de estacionamento que não é mais estacionamento e poderia fazer uma miniquadra, fazer uma coberta. Tudo isso é possível se a prefeitura quisesse, isso é para melhorar, mas isso não vai imobilizar o meu trabalho (Prof.ª Íris. Narrativa, p. 21).*

A localidade do bairro também é mencionada como parte do sentimento de pertencimento, ou conflito que se estabelece com a escola.

> *[...] é uma escola de referência realmente, eu acho que uma das melhores escolas de clientela de João Pessoa, a melhor. Poucos problemas a gente tem. A gente não tem problema com a violência, com droga, com tráfico de drogas dentro da escola, porque a gente não é uma comunidade também, né (Prof.ª Íris. Narrativa, p. 20-21).*

No contexto da professora Dália, ela relata que mora perto da escola e que gosta da localidade em que a escola se situa. O ambiente em que transita para o ir e vir é familiar. O professor Jacinto, mesmo morando longe do seu local de trabalho, diz que não gostaria mais de trocar de escola. Mesmo recebendo outros convites.

A partir das falas dos professores ao serem questionados sobre o que é a escola, podemos notar que a escola não se define como um prédio, mas como interações vívidas e reais, um lugar que comporta emoções e sentimentos, espaço onde há o encontro de pessoas. A escola e a sala não são apenas um espaço físico, mas também ambientes onde se constroem relações afetivas, que, quando são de envolvimento e de satisfação, criam uma afeição, um sentimento de lugar. Um espaço, segundo Augé (1994), identitário, relacional e histórico, com o qual se cria um vínculo, como demonstrado nestas falas: *"Até hoje estou aqui, já recebi outros convites, mas aqui eu criei um laço, uma história, não é?! E eu sinto que eu tenho um compromisso nessa comunidade, nesse bairro, nessa área e vim. A gente cria laços"* (Prof. Jacinto. Narrativa, p. 21); *"Significa um espaço transformador e que pode mudar vidas. Me sinto bem"* (Prof.ª Dália. Narrativa, p. 8).

Ao passo que um ambiente que não pode se definir como identitário, relacional ou histórico é definido por Augé (1994) como um "não lugar". Nesses casos, estar nesses ambientes já é predisposição a sentimentos negativos.

Na fala da professora Íris, reconhecemos que os laços afetivos positivos ou negativos com a escola também são construções e que podem ser modificados após as relações identitárias vivenciadas. Quando a professora diz que não trocaria mais de escola, revela-nos que já faz parte de sua história profissional, que se reconhece e se afeiçoa por esse lugar.

3.3.2 Os espaços físicos e implementos como elementos comunicativos

Os ambientes ainda foram percebidos e analisados do ponto de vista dos seus aspectos físicos e do uso dos implementos, muito próprios da disciplina Educação Física. Quanto aos implementos didático-pedagógicos, todos relataram uma limitação de material específico de sua disciplina. O professor Jacinto até menciona que compra alguns materiais para poder oferecer outras experiências aos seus alunos. Assim como os professores mencionam, também os alunos responderam que os materiais diversificados tornam as aulas mais legais, mais atrativas, gostam quando há muitas bolas disponíveis, quando o espaço é adequado. Mas atentamos que, além de ter uma diversidade de implementos, a maneira como o professor coordena-os em sala de aula é de suma importância.

Analisamos esse achado a partir de uma situação destacada nas sequências imagética a seguir:

Imagem 6 – Situação comunicativa com o implemento

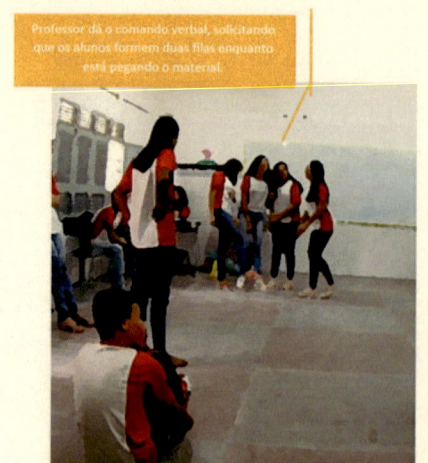
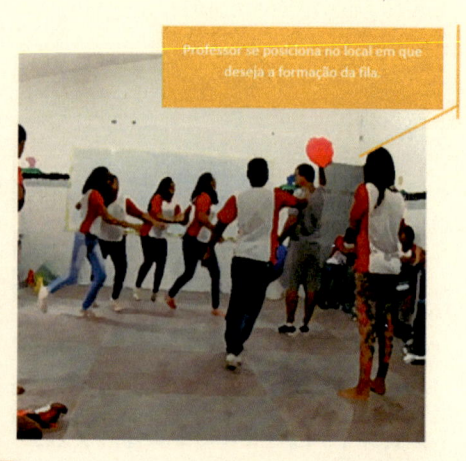

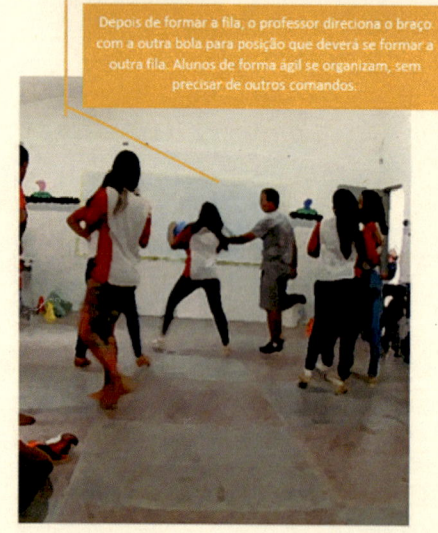
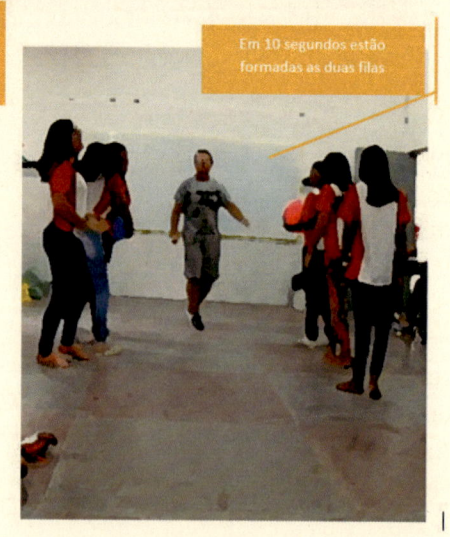

Fonte: a autora

Nessa sequência imagética, o professor organiza o material e, ao mesmo tempo, pede que os alunos se organizem em duas filas. Entretanto, eles ficam desatentos aos comandos verbais, como podemos ver na primeira imagem; em seguida, o professor também utiliza a comunicação gestual e o implemento para solicitar que a fila seja formada e é prontamente atendido pelos alunos. Nessa situação, vê-se que a posição adotada pelo professor influenciou a ação dos alunos, pois só o comando de voz não comunicou a ação desejada. Porém, o recurso do implemento, destacado pelo tamanho e pela cor do objeto, contribuiu para que ele organizasse a fila rápida e eficientemente, sem necessidade de aumentar o tom de voz ou adotar uma atitude disciplinar, visando proporcionar uma ambiência agradável e uma vivência eficaz. Identificamos, nessa situação, um gesto pedagógico prescritivo com uso de implementos. Tal achado corrobora o estudo de Gomes-da-Silva, Albuquerque e Antério (2015), que constataram o uso de implementos em situações de jogo como indícios comunicativos de orientação.

Esse modo de se comunicar com implementos foi estabelecido em diferentes momentos nas situações de movimento observadas. Outras situações com diferentes tipos de bolas apresentaram-se frequentemente na comunicação dos professores. Considerando que o uso do implemento é comunicativo na ZC docente, identificamos, também, que o modo de coordenar esses implementos pode favorecer ou não a produção de bem-estar da situação.

Em outra situação com a vivência do jogo bola ao centro, foram utilizados cinco bolas e quatro cones. Durante a situação, percebemos que o professor teve mais dificuldade de conseguir a atenção dos alunos durante os momentos de transposição instrucional, porque os meninos tinham dificuldade de parar as bolas no lugar indicado. Nessa situação, o tempo para conseguir a atenção foi maior do que nas outras situações observadas. Situação semelhante foi encontrada com a professora Dália, que despende um tempo maior para conseguir segurar a bola e fazer a transposição, já que suas práticas são no ginásio. Em ambos os casos, os professores adotam ações de controle com o implemento, indicando uma comunicação pedagógica. Assim, ao segurar a bola e posicionar-se estrategicamente em direção aos alunos, os professores comunicam que haverá outra ação dentro da situação, seja para indicar um feedback ou para comunicar o encerramento da atividade. Ações como segurar a bola, levantá-la para cima e prendê-la com os pés foram percebidas em várias situações na observação das aulas dos três professores colaboradores, com objetivos destinados a reter a atenção dos alunos e os indícios de comunicação já percebidos e identificados por eles.

Quando os professores mantêm o controle da bola e dos demais implementos, comunicam aos alunos que é preciso atenção, e quando essa modelação é frequente, estabelece-se uma tendência de comportamento. Nesses casos observados, tanto os professores quanto os alunos operam numa mesma coordenada. Objetos livres comunicam liberdade de movimento.

Quando são posicionados de maneira agrupada ou em posse do professor, comunicam atenção à fala. Assim, o modo de coordenar os implementos influencia a fluência da situação. Nas situações analisadas, as coordenadas utilizadas em relação ao uso dos implementos favoreceram a fluência da situação e proporcionaram uma ambiência de bem-estar.

No que se refere aos aspectos ambientais físicos, outra modelação percebida tanto nas observações quanto nas falas dos professores e dos alunos diz respeito às expriências em ambientes diversificados. As falas dos alunos AJ15, AJ9 e AD5 representam um elevado quantitativo de alunos que se referem aos eventos e à aula de campo como momentos de que gostaram, que modulam afetos de alegria que marcaram suas histórias na escola. As aulas de campo, em vários ambientes, como praia, praças, parques ecológicos, visistas a universidades, passeios ciclísticos, campeonatos esportivos, participação em eventos culturais, práticas corporais de aventuras, como caminhada orientada, escalada, slackline, além do parkour, foram mencionadas como situações que marcaram a experiência desses alunos e dos professores.

> AJ15: *"As aulas de campo que tinha eram bem divertidas, sempre com grandes piadas e risadas, era legal".*
>
> AJ9: *"É legal quando tem competições e gincanas ou viagens, como teve no ano passado".*
>
> AD5: *"Quando meu antigo professor fez um campeonato de vôlei e futebol".*

O professor Jacinto se refere a esse investimento como uma experiência que pode dinamizar e ressignificar os momentos vividos durante a aprendizagem:

> *Então é assim, eu tento cada vez mais dinamizar, sabe? Eu tenho uma atividade lá na praia [...]. Aí agora a gente vai para a praia fazer o trabalho, aí tem a caminhada ecológica, nessa caminhada a gente vai e faz alongamento, caminhada e tudo, e eles vão também fazendo o trabalho do meio ambiente e eles vão recolhendo resíduos na praia, como também a gente faz conscientização sobre dengue, aquela coisa toda com informativos [...]. Levo também para o nosso acampamento aqui, passar o dia todo lá, almoçar juntos. E tem as atividades, as próprias estações lá, mas também tem as nossas estações pedagógicas. Eu chamo essa minha ida para praia, para o acampamento, como também para o jardim botânico, e até mesmo a gente faz também viagens, né, para conhecer outros projetos, e obviamente, você sabe, aula de campo ou aula-passeio (Prof. Jacinto. Narrativa, p. 22-23).*

Proporcionar dinamicidade nas aulas foi um investimento muito presente na modelação das aulas dos professores colaboradores. No caso do professor Jacinto, notamos sua disponibilidade em oferecer aos alunos muito mais do que situações de transposição verbal, pois, apesar da reforma pela qual a escola estava passando e de todas as dificuldades com os espaços para atividades vivenciais, ele demonstrou responsabilidade com sua função, que parece motivá-lo a ir além dos limites, superar as dificuldades e ressignificar sua prática mediante a realidade. Dinamizar os espaços não é somente sair da sala ou da escola, mas também ressignificar os espaços disponíveis.

Imagem 7 – Situação vivencial realizada em sala de aula

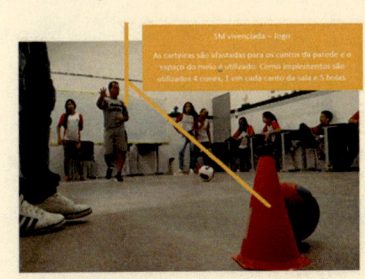
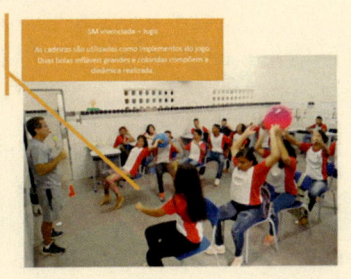
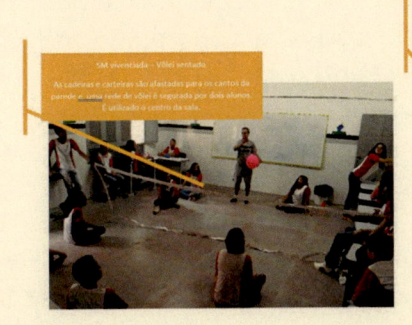
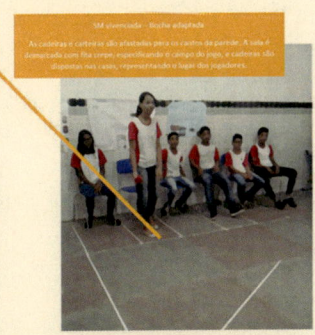

Fonte: a autora

Imagem 8 – Exploração de diferentes espaços na escola

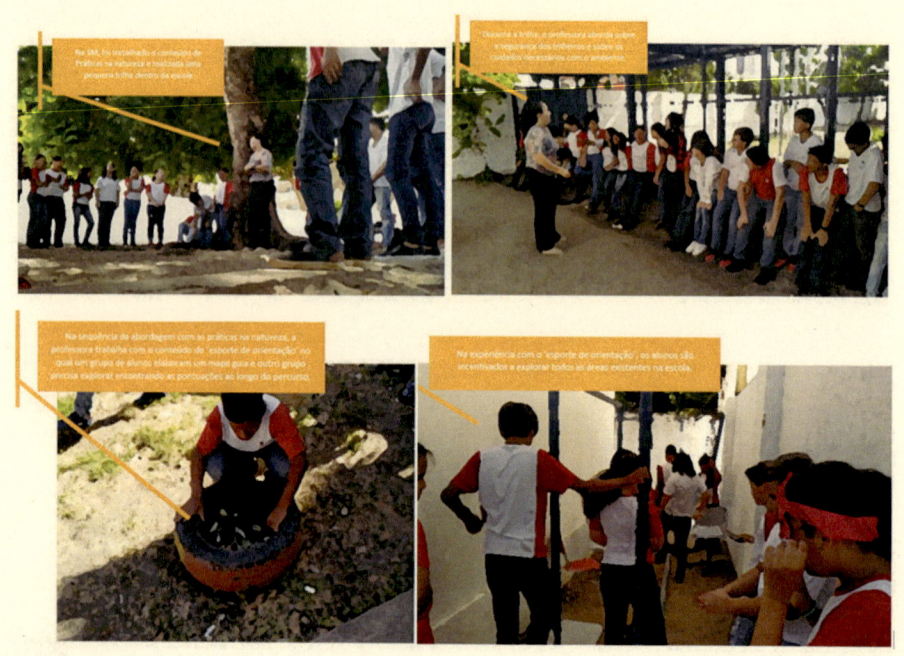

Fonte: a autora

Nas situações expressas na sequência imagética 11, as coordenadas do professor geraram um ambiente convidativo para os alunos participarem. Ao organizar as carteiras e as cadeiras para possibilitar as diferentes práticas e compor os espaços com diferentes implementos, o professor modificou o ambiente comunicativo, tornando-o espaço de vivências. Durante as observações, os alunos foram envolvidos pelas situações exploradas, envolvendo até os que estavam sentados na observação, que também se divertiram. Nessa ZC, o espaço foi ressignificado e tornou-se suficientemente bom para a aprendizagem.

Apresenta Sanches (2109), ao retratar sua visita à Finlândia para conhecer o projeto de lá, país cujo modelo educacional ganhou representatividade mundial, afirma que, embora seja de suma relevância ter uma boa estrutura, de nada adianta se não tiver um professor capaz de utilizá-la de modo eficaz.

> Claro que a estrutura existente no país tem grande contribuição no processo, mas saí de lá convicta de que não adianta contar com prédio sofisticado, com tecnologia de ponta, com farto material didático, se não houver professor que utilize esse manancial de forma consciente. (SANCHES, 2019, p. 103)

Quando a coordenação do ambiente é valorizada de maneira analítica e consciente, pode produzir efeitos favoráveis, como a provocação feita pela "caixa mágica" para as crianças, que já se encantam antes mesmo de ser aberta, pois a expectativa de descobrir o que tem de novo, o que será vivido gera um envolvimento e um dispor para o momento seguinte. Assim, os diferentes ambientes da escola podem modular diferentes afetos, quando coordenados de modo consciente pelos professores, e tornar-se convidativos para as experimetações. Na sequência imagética 12, apresentamos diferentes modelações do espaço utilizado pela professora Dália.

Desta feita, inferimos que modelações de aulas quanto à *exploração de diferentes ambientes e implementos* podem influenciar a modulação de afetos positivos na SM e estimular a motivação dos aprendentes. Essas modelações de aulas foram apresentadas nas falas como indicadores de afetos positivos, como situações de aula atraentes, que incitam a descoberta, o desbravar.

3.3.3 A qualidade e a segurança dos ambientes

No que diz respeito ao cuidado com a segurança nos diferentes ambientes, também identificamos coordenadas diferenciadas e que influem na ambiência gerada. Percebemos que são necessárias coordenadas dos professores para cada informação que surge no decorrer da aula.

Diagrama 7 – Cuidados com a segurança na SM

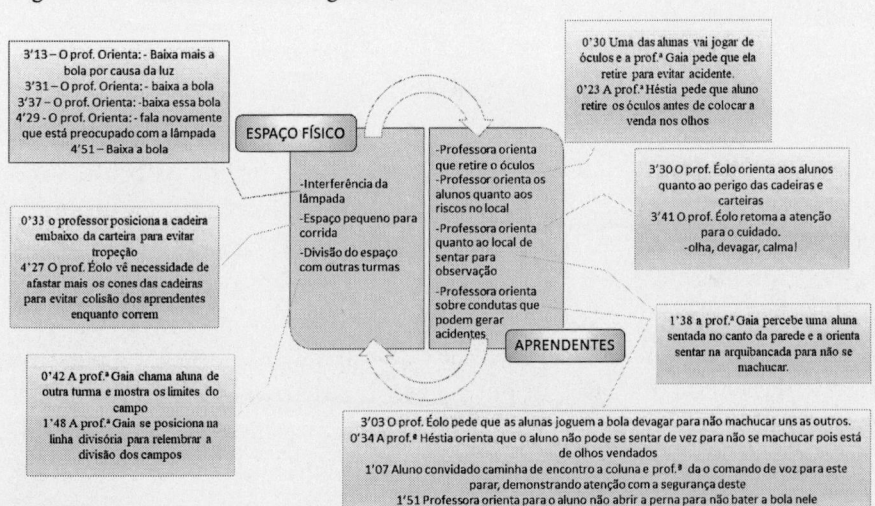

Fonte: a autora

Nesse diagrama, destacamos situações em que foram necessárias as coordenadas dos professores sobre os cuidados com a segurança. Embora o professor Jacinto ressignifique os seus espaços em sala de aula, o ambiente físico, por não ser adequado, gerou muita preocupação para ele, tornando a experiência tensa nesse aspecto. A quantidade de intervenções verbais, que no decorrer da situação foram direcionadas à situação de segurança, demonstrou um clima de preocupação com o bem-estar dos alunos e com a manutenção do espaço e interferiu na própria SM. As orientações, nessa ocasião, foram para que os alunos não sacassem bola por baixo, o que limitou as experiências de aprendizagens.

Outra situação que percebemos foi a questão da divisão do espaço com outras turmas, que ocorre na aula da professora Dália. Também identificamos maior tensão na ambiência e no modo de ela conduzir-se em aula. Identificamos, ainda, ela intervir mais vezes na questão de segurança. Nesses casos em que a quadra foi dividida, percebemos menos movimentação da professora na condução dos alunos, menos feedbacks pedagógicos e menos leveza no semblante, menos sorriso e menos movimento na quadra. O modo como ela se comportou com a bola também foi diferente, pois, durante toda a situação, segurava-a embaixo do braço, o que mudava sua disposição gestual. Não apenas o professor percebe essa instabilidade causada, como também os alunos, como expresso na fala de AD18. Quando a insegurança gerada é percebida e pode ser contornada pelo professor de maneira eficiente, é mais fácil restabelecer o equilíbrio da situação e tornar a ambiência menos pesada ou mais leve.

AD18: *"Eu não gosto quando os 9º anos chegam, eles estragam tudo, fica chato porque nós somos menores".*

Tais condições nem sempre podem ser sanadas pelos professores, é preciso investimentos dos poderes públicos, valorização da disciplina e conscientização de que a disciplina curricular Educação Física precisa de estruturas e implementos adequados para que efetivamente favoreça a qualidade pedagógica desse componente. Não basta a cobrança ao professor, como se ele fosse responsável unicamente pela qualidade do ensino, é preciso dar condições para que possa exercer com excelência aquilo que lhe compete. Daí a necessidade de uma gestão que trabalhe colaborativamente, compreendendo a necessidade de um planejamento efetivo, de apoio pedagógico e de investimentos em espaços adequados.

Assim, podemos afirmar que a dinamicidade dos espaços utilizados, as relações de afeto com as pessoas que habitam os mesmos espaços e a leitura das informações que cada espaço apresenta influenciam a sensação de bem-estar/mal-estar nas situações.

Parte 4

O que concluímos até este ponto?

Ao permear pelas EcE em suas esferas pessoal, social e ambiental, e buscando desvelar Cfg que se aproximam do bem-estar na situação de movimento docente, inferimos que as Cfg são formas-formantes, são modos que se revelam, mas não se limitam, não se apresentam com uma finitude padronizada, daí nosso entender que por aqui não podemos concluir, ao compreender que na docência outras Cfg podem surgir, emergir, reconfigurar-se, carecendo de reflexão permanente.

Ademais, apresentamos algumas das modelações e modulações docentes que se revelaram, nesse espaço-tempo imersos nas aulas dos nossos professores colaboradores, entretanto tantas outras modelações e modulações podem ser acrescidas, necessitando, assim, de outros espaços de ampliação de discussão e aprofundamentos.

Quanto às modelações percebidas, podemos afirmar que as comunicações nas zonas de corporeidade docentes são complexas e variadas. Cada ação tem uma singularidade, mas, na situação, são interdependentes e inter-relacionadas, pois estão em comunicação ao mesmo tempo. Assim, reafirmamos que o professor, na situação de movimento docente, está envolvido com pelo menos três categorias de ação: as *situações de orientação*, *situações de organização* e *situações de ambientação*.

Na ecologia pessoal, identificamos que o fazer docente tem modulação a partir de aspectos da identificação docente, dos modos de coordenar as ações no que se refere à modelação da comunicação verbalizada, pelo modo de conduzir os feedbacks pedagógicos, bem como por meio da comunicação gestual.

Na ecologia social, destaca-se o investimento dos professores no desenvolvimento das habilidades sociais, valorizando questões de confiança, respeito, diálogo, interatividade, além de criatividade e dinamicidade no trato com o conhecimento.

Na ecologia ambiental, as modulações de bem-estar se revelaram nas relações identitárias com a escola com um sentido de pertencimento, na exploração e ressignificação dos diferentes implementos e espaços, além da atenção com os cuidados e a segurança física e emocional dos alunos.

Considerando nosso olhar a partir das ecologias, percebemos que quanto menos envolvimento e modulações de bem-estar dos professores, menos interação e bem-estar dos alunos foram identificados na ZC, e quanto mais envolvimento e suporte afetivo docente nessa zona, menos conflitos, maior qualidade na participação dos alunos, portanto favorecendo ambiências mais saudáveis.

Reiteramos que não concluímos desenhos de Cfg polarizadas nas situações de bem-estar/mal-estar nas situações de movimento, situações de bem-estar não significam ausência por completo de mal-estar, há uma transitoriedade entre essas sensações, mas uma tendência de frequência.

Quanto à caracterização das zonas de corporeidade produtoras de bem-estar nas situações de movimento, nossas análises indicaram que um ambiente de bem-estar é construído na interação social dos docentes e dos alunos, epistêmica do conhecimento abordado e ecológica do meio em que se vivencia o processo.

Destarte afirmamos que, embora não seja o docente o único responsável por promover bem-estar, a configuração dele na SM é um elemento influente na ambiência gerada na ZC. Evidenciamos, pois, nossa tese de que configurações docentes salutares, observadas pelas enunciações gestuais, posturais e espaciais, são influenciadores significativos na produção e promoção de zonas de bem-estar.

Certos de que não há padrões no modo de habitar a sala de aula, esperamos que ao final desta leitura nós tenhamos o auxiliado a refletir sobre o seu "ser docente" e, assim, contribuir para que você enalteça e/ou encontre o seu próprio modo de "ser brincante", logo, seu próprio modo de ser mais saudável no encontro com os seus alunos.

REFERÊNCIAS

ALMEIDA, Ueberson Ribeiro; HECKERT, Ana Lucia Coelho; BARROS, Maria Elizabeth Barros de. Nas trilhas da atividade: análise da relação saúde-trabalho de uma professora de educação física escolar. **Trabalho, Educação e Saúde**, Rio de Janeiro, v. 9, n. 1, p. 245-263, 2011.

ALVES, Rubem. **Por uma educação romântica**. 6. ed. São Paulo: Papirus, 2002.

ANDRADE, Alexandre de Melo. **A transcendência pela natureza em Álvares de Azevedo**. 2011. Tese (Doutorado em Letras) – Faculdade de Ciências e Letras, Universidade Estadual Paulista, Araraquara, 2011. Disponível em: https://repositorio.unesp.br/bitstream/handle/11449/102379/andrade_am_dr_arafcl.pdf?sequence=1&isAllowed=y. Acesso em: 12 dez. 2018.

ANDRADE, Thiago Eliel; TASSA, Khaled Omar Mohamad El. Motivação nas aulas de Educação Física no ensino médio. **EFDeportes.com**, Buenos Aires, ano 20, n. 203, abril. 2015.

ANTÉRIO, Djavan Antério; GOMES-DA-SILVA, Pierre Normando. A comunicação corporal como saber docente. **Revista Reflexão e Ação**, Santa Cruz do Sul, v. 23, n. 1, p. 446-468, jan./jun.2015.

ARAÚJO, José Carlos Souza. Sala de aula ou o lugar da veiculação do discurso dos oprimidos. *In:* MORAIS, Regis de. **Sala de aula:** Que espaço é esse? 10. ed. São Paulo: Papirus, 1997.

ARAÚJO, Nágila Silva *et al.* Qualidade de vida e bem estar subjetivo de docentes de uma universidade pública. **Renef**, [*S. l.*], v. 8, n. 11, p. 48-64, nov. 2018.

ASSOCIAÇÃO NACIONAL DE PÓS-GRADUAÇÃO E PESQUISA EM EDUCAÇÃO. **Ética e pesquisa em Educação**: subsídios. Rio de Janeiro: ANPED, 2019.

AUGÉ, Marc. **Não lugares**: introdução a uma antropologia da supermodernidade. Campinas: Papirus, 1994.

BAHIA, Cristiano de Sant'anna *et al.* Carreira docente na educação básica: percepções de professores de educação física escolar do magistério público da Bahia. **Pensar a Prática**, Goiânia, v. 21, n. 2, abr./jun. 2018.

BAKHTIN, Mikhail. **Estética da criação verbal**. São Paulo: Martins Fontes, 1979.

BAKHTIN, Mikhail. **Problemas da poética de Dostoiévski**. 2. ed. rev. Tradução de Paulo Bezerra. Rio de Janeiro: Forense Universitária, 1997.

BARTHES, Roland. **O prazer do texto**. 5. ed. São Paulo: Perspectiva, 1999.

BETTI, Mauro; GOMES-DA-SILA, Pierre Normando. **Corporeidade, jogo, linguagem**: a educação física nos anos iniciais do ensino fundamental. São Paulo: Cortez, 2019.

BEZERRA, Brígida Batista. **Formação Profissional em Educação Física**: construção identitária de professores em formação inicial. 2012. Dissertação (Mestrado em Educação Física) – Escola Superior de Educação Física, Universidade de Pernambuco, Recife, 2012.

BOTH, Jorge *et al.* Condições de vida do trabalhador docente: associação entre estilo de vida e qualidade de vida no trabalho de professores de Educação Física. **Motricidade**, Vila Real, v. 6, n. 3, p. 39-51, set. 2010.

BOTH, Jorge *et al.* Bem-estar do trabalhador docente em educação física ao longo da carreira. **Revista da Educação Física/Uem**, Maringá, v. 24, n. 2, p. 233-246, jul. 2013.

BOTH, Jorge *et al.* Bem-estar do trabalhador docente de educação física do sul do Brasil. **Rev. Bras. Ciênc. Esporte**, Florianópolis, v. 39, n. 4, p. 380-388, out./dez. 2017.

CANABARRO, Lúcio Kerber; NEUTZLING, Marilda Borges; ROMBALDI, Airton José. Nível de atividade física no lazer dos professores de educação física do ensino básico. **Revista Brasileira de Atividade Física & Saúde**, [S. l.], v. 16, n. 1, p. 11-17. 2011.

CANGUILHEM, Georges. **O normal e o patológico**. 3. ed. Tradução Maria Thereza Redig de Carvalho Barrocas. Rio de Janeiro: Forense-Universitária, 1990.

COSTA, Sandra Barbosa da. **O andar como expressão da atitude pedagógica do professor de Educação Física**. 2010. Dissertação (Mestrado em Educação Física) – Escola Superior de Educação Física, Universidade de Pernambuco, Recife, 2010.

CRUZ, Rodrigo Wanderley de Sousa. **As aprendizagens interativas e cognitivas em jogos tradicionais/populares nas aulas de Educação Física**. 2014. Dissertação (Mestrado em Educação) – Centro de Educação, Universidade Federal da Paraíba, João Pessoa, 2014.

CUNHA, Fabio Aires da. Feedback como instrumento pedagógico em aulas de Educação Física. **Revista Digital,** Buenos Aires, v. 9, n. 66, nov. 2003.

FARIAS, *Gelcemar Oliveira et al.* Satisfação no Trabalho de Professores de Educação Física do Magistério Público Municipal de Porto Alegre. **Revista Brasileira de Ciência e Movimento,** Porto Alegre, v. 23, n. 3, p. 5-13, set. 2015.

FAVATTO, Naline Cristina; BOTH, Jorge. Motivos para abandono e permanência na carreira docente em educação física. **Rev. Bras. Ciênc. Esporte**, Florianópolis, v. 41, n. 2, p. 127-134, abr. 2019.

FLORÊNCIO, Samara Queiroz do Nascimento. **O ensino da dança na educação física escolar:** ressignificando o saber docente a partir da proposta dança-educação. 2011. Dissertação (Mestrado em Educação Física) – Escola Superior de Educação Física, Universidade de Pernambuco, Recife, 2011.

FLORÊNCIO, Samara Queiroz do Nascimento; GOMES-DA-SILVA, Pierre Normando. (In)consciência e saberes profissionais: repercussões do ato reflexivo na prática pedagógica. **Pensar a Prática**, Goiânia, v.18, n. 3, p. 650-661, set. 2015.

FOLLE, Alexandra; NASCIMENTO, Juarez Vieira do. Preocupações ao longo da carreira docente: estudos de caso com professores de educação física do magistério público estadual. **Rev. Bras. Ciênc. Esporte**, Florianópolis, v. 33, n. 4, p. 841-856. out./dez. 2011.

FONSECA, Patrícia Nunes da; CHAVES, Sandra Souza da Silva; GOUVEIA, Valdiney Veloso. Professores do ensino fundamental e bem-estar subjetivo: uma explicação baseada em valores. **Psico-USF**, Itatiba, v. 11, n. 1, p. 45-52, jan./jun. 2006.

FREIRE, Paulo. **Pedagogia da Autonomia**: saberes necessários à prática educativa. São Paulo: Paz e Terra, 1996.

FRIZZO, Giovanni; BOPSIN, Andressa. Saúde docente e a precarização do trabalho no curso de educação física na rede privada de ensino superior. **Movimento**, Porto Alegre, v. 23, n. 4, p. 1271-1282, nov. 2017.

GADOTTI, Moacir. **A escola dos meus sonhos**. São Paulo: Instituto Paulo Freire, 2019.

GATTI, Bernardete Angelina. Potenciais riscos aos participantes. *In:* ASSOCIAÇÃO NACIONAL DE PÓS-GRADUAÇÃO E PESQUISA EM EDUCAÇÃO. **Ética e pesquisa em Educação**: subsídios. Rio de Janeiro: ANPED, 2019.

GASPAR, Cátia Mafalda Rito. **O feedback na organização e gestão do processo de ensino e de aprendizagem**. 2013. Dissertação (Mestrado em Educação) – Universidade de Aveiro, Portugal, 2013.

GHEDIN, Evandro; FRANCO, Maria Amélia Santoro. **Questões de método na construção da pesquisa em educação**. 2. ed. São Paulo: Cortez, 2011.

GOMES-DA-SILVA, Pierre Normando. Pedagogia da corporeidade e seu epicentro didático. **Rev. Bras. De Educ. Física Esc.**, [*S. l.*], v. 1, n. 1, p. 136-166, 2015.

GOMES-DA-SILVA, Pierre Normando. **Educação Física pela Pedagogia da Corporeidade**: um convite ao brincar. Curitiba: CRV, 2016. v. 14.

GOMES-DA-SILVA, Pierre Normando; ALBUQUERQUE DE ALMEIDA, Júlia Elisa; ANTÉRIO, Djavan. A comunicação corporal no jogo de goalball. **Movimento**, Rio Grande do Sul, v. 21, n. 1, p. 25-39, jan./mar. 2015.

HEIDEGGER, Martin. **Ser e Tempo**. 6. ed. Petrópolis: Vozes, 1997.

HUBERMAN, Michael. O ciclo de vida profissional dos professores. *In:* NÓVOA, Antônio (org.). **Vida de professores**. 2. ed. Porto, Portugal: Porto Editora, 2007.

IAOCHITE, Roberto Tadeu *et al.* Autoeficácia docente, satisfação e disposição para continuar na docência por professores de educação física. **Rev. Bras. Ciênc. Esporte**, Florianópolis, v. 33, n. 4, p. 825-839, dez. 2011.

KOGA, Gustavo Kendy Camargo *et al.* Fatores associados a piores níveis na escala de *Burnout* em professores da educação básica. **Cad. saúde colet.**, [*S. l.*], 2015, v. 23, n. 3, p. 268-275.

LABAN, Rudolf. **Domínio do movimento**. São Paulo: Summus, 1978.

LAFETÁ, Fernando Alves *et al.* Motivação de alunos nas aulas de Educação física. **Revista Multitexto**, Buenos Aires, v. 5, n. 02, out. 2017.

LAKATOS, Eva Maria; MARCONI, Marina de Andrade. **Fundamentos de metodologia científica**: técnicas de pesquisa. 7. ed. São Paulo: Atlas, 2010.

MAIA, Maria de Fatima de Matos *et al.* Psicologia positiva e o bem estar: estudo dos aspectos saudáveis do viver. **Revista Eletrônica Nacional de Educação Física**, [*S. l.*], v. 7, n. 9, 2017.

MARTINY, Luis Eugênio. **A transposição didática na Educação Física Escolar**: a prática pedagógica dos professores em formação inicial e a relação com seus saberes docentes. 2012. Dissertação (Mestrado em Educação Física) – Escola Superior de Educação Física, Universidade de Pernambuco, Recife, 2012.

MENDONÇA, Helenides *et al.* Cultura organizacional, coping e bem-estar subjetivo: um estudo com professores de universidades brasileiras. **Revista Psicologia Organizações e Trabalho**, Florianópolis, v. 14, n. 2, p. 230-244, jun. 2014.

MOREIRA, Hudson de Resende *et al.* Qualidade de vida do trabalhador docente em educação física do estado do Paraná, Brasil. **Rev. bras. cineantropom. desempenho hum.**, [S. l.], v. 12, n. 6, p. 435-442, 2010b.

MOREIRA, Hudson de Resende *et al.* Qualidade de vida no trabalho e perfil do estilo de vida individual de professores de Educação Física ao longo da carreira docente. **Motriz: rev. educ. fis.**, [S. l.], v. 16, n. 4, p. 900-912, out./dez. 2010a.

NALIN, Jaime Antônio. **A educação superior na formação do professor em exercício na educação básica pública:** um estudo de caso do benefício do Prouni. 2018. Tese (Doutorado em Educação) – Educação, Universidade La Salle, Canoas, 2018.

NASCIMENTO, Alexsandro Medeiros do; TAISSUN, Amin Seba; MARTINS, Vanessa Bezerra Cornélio. Bem-Estar subjetivo, Bem-Estar social e qualidade de vida relacionada à saúde: o caso da Fisioterapia. **Revista Científica da FASETE**, [S. l.], 2019.

NOVASKI, Augusto João Crema. Sala de aula: uma aprendizagem do humano. *In:* MORAIS, Regis de. **Sala de aula:** Que espaço é esse? 10. ed. São Paulo: Papirus, 1997. p. 11-15.

NOVO, Rosa Ferreira. We need more than self-reports: contributo para a reflexão sobre as estratégias de avaliação do bem-estar. **Revista de Psicologia, Educação e Cultura**, [S. l.], v. 9, p. 477-495, 2005.

NÓVOA, Antônio. Formação de professores e formação docente. *In:* NÓVOA, António (coord.). **Os professores e a sua formação**. Lisboa: Dom Quixote, 1992.

NÓVOA, António. **Professores**: imagens do futuro presente. Lisboa: Educa, 2009.

OLIVEIRA, Ivan Bremm de; RIBEIRO, José Antonio Bicca; AFONSO, Mariangela da Rosa. Satisfação com a profissão: um estudo com professores de educação física. **Pensar a Prática**, Goiânia, v. 21, n. 1, p. 82-95, nov. 2018.

PELUSO, Mayla Luzia Algayer; MASCARENHAS, Suely A. do Nascimento. Orientação para saúde: indicadores do bem estar subjetivo de discentes do ensino superior no amazonas. *In:* SEMINÁRIO NACIONAL EDUCA: democracia e direito à educação pública, gratuita e qualificada, 9., São Paulo, 2010. *Anais* [...]. São Paulo: UNIR, 2010. p. 1-11.

PETRICA, João Manuel. O feedback pedagógico em Educação Física. Análise do comportamento de feedback evidenciado por professores preparados por modelos distintos. **EFDeportes.com,** Buenos Aires, ano 17, n. 174, nov. 2012.

PIOLLI, Evaldo; SILVA, Eduardo Pinto; HELOANI, José Roberto M. Plano nacional de educação, autonomia controlada e adoecimento do professor. **Cad. Cedes**, Campinas, v. 35, n. 97, p. 589-607, set./dez. 2015.

POZZATTI, Mariana *et al.* Condições de trabalho, tempo de carreira e dimensões da saúde de professores de Educação Física do Espírito Santo. **Motrivivência**, Florianópolis, v. 27, n. 46, p. 99-118, nov. 2015.

RAMALHO, Henrique; ROCHA, João; LOPES, Alexandra. Interações aluno-professor: percepções sobre o feedback pedagógico. **Psicol. Pesqui.**, Juiz de Fora, v. 14, n. 1, p. 76-95, jan./abr. 2020.

RAUSCH, Rita Buzzi; DUBIELLA, Eliani. Fatores que promoveram mal ou bem-estar ao longo da profissão docente na opinião de professores em fase final de carreira. **Revista Diálogo Educacional**, Curitiba, v. 13, n. 40, p. 1041-1061, jul. 2013.

REBOLO, Flavinês; BUENO, Belmira Oliveira. O bem-estar docente: limites e possibilidades para a felicidade do professor no trabalho. **Acta Scientiarum. Education.**, Maringá, v. 36, n. 2, p. 323-331, jul./dez. 2014.

REZER, Ricardo; NASCIMENTO, Juarez Vieira do; FENSTERSEIFER, Paulo Evaldo. Um diálogo com diferentes "formas-de-ser" da educação física contemporânea – duas teses (não) conclusivas... **Pensar a prática**, Goiânia, v. 14 n. 2, mai./ago. 2011.

RODRIGUES, Danielle Monegalha; PEREIRA, Carlos Américo Alves. A percepção de controle como fonte de bem-estar. **Estudos e pesquisas em psicologia**, Rio de Janeiro, v. 7, n. 3, p. 541-556, dez. 2007

SAHAGOFF, Ana Paula. Pesquisa narrativa: uma metodologia para compreender a experiência humana. *In:* SEMANA DE EXTENSÃO, PESQUISA E PÓS-GRA-

DUAÇÃO, 11., Porto Alegre, 2015. *Anais* [...]. Porto Alegre: Centro Universitário Ritter dos Reis, 2015.

SANCHES, Emilia Cipriano. **Saberes e afetos do ser professor**. São Paulo: Editora Cortez, 2019.

SANTAELLA, Lúcia. **O que é semiótica**. São Paulo: Editora Brasiliense, 1983.

SANTOS, José Carlos dos *et al.* Formação de professores de Educação Física em ação: reflexos da formação inicial. **Pensar a Prática**, Goiânia, v. 22, p. 1-15, abr. 2019.

SARMENTO, Nara Regina Goulart. **Afetividade e aprendizagem**. 2010. Trabalho de Conclusão de Curso (Licenciatura em Pedagogia) – Universidade Federal do Rio Grande do Sul, Porto Alegre, 2010.

SCHILLER, Friedrich. **Poesia ingênua e sentimental**. Tradução de Márcio Suzuki. São Paulo: Iluminuras, 1991.

SCHILLER, Friedrich. **A educação estética do homem**. Tradução de Roberto Schwarz e Márcio Suzuki. São Paulo: Iluminuras, 1995.

SEGRE, Marco; FERRAZ, Flávio Carvalho. O conceito de saúde. **Rev. Saúde Pública**, [*S. l.*], v. 31, n. 5, p. 537-542, 1997.

SIANI, Sergio Ricardo; CORREA, Dalila Alves; CASAS, Alexandre Luzzi Las. Fenomenologia, método fenomenológico e pesquisa empírica: o instigante universo da construção de conhecimento esquadrinhada na experiência de vida. **Revista de Administração da Unimep**, [*S. l.*], v. 14, n. 1, p. 193-219, abr. 2016.

SILVEIRA, Roberison Wittgenstein Dias da. Para pensar a unidade do primeiro romantismo alemão. **Existência e Arte**, São João Del-rei, v. 7, n. 8, p. 114-139, jan./dez. 2012.

SNYDERS, Georges. **Alunos Felizes:** reflexão sobre a alegria na escola a partir de textos literários. Rio de Janeiro: Paz e Terra, 1993.

SOUZA JÚNIOR, Marcílio. Saberes escolares e educação física: o currículo como teoria e prática pedagógicas. *In:* HERMIDA, Jorge Fernando. (org.). **Educação Física**: conhecimento e saber escolar. João Pessoa: EdUFPB, 2009. p. 72-102.

SOUZA, José Carlos; COSTA, Domingos Sávio da. Qualidade de vida de uma amostra de profissionais de educação física. **Jornal Brasileiro de Psiquiatria**, Rio de Janeiro, v. 60, n. 1, p. 23-27. 2011.

TOSTES, Maiza Vaz; ALBUQUERQUE, Guilherme Souza Cavalcanti de; SILVA, Marcelo José de Souza e PETTERLE, Ricardo Rasmussen. Sofrimento mental de professores do ensino público. **Saúde em Debate**, Rio de Janeiro, v. 42, n. 116, p. 87-99, jan. 2018.

VEIGA, Rosane Ferreira; *et al.* Qualidade de vida no trabalho: contexto de atuação profissional e carreira docente. **Pensar a Prática**, Goiânia, v. 20, n. 2, p. 333-348, jun. 2017.

VIEIRA-SANTOS, Joene; PRETTE, Zilda Aparecida Pereira del; PRETTE, Almir del. Habilidades sociais educativas: revisão da produção brasileira. **Avances En Psicología Latinoamericana**, Bogotá, v. 36, n. 1, p. 45, dez. 2017.

WINNICOTT, Donald Woods. A posição depressiva no desenvolvimento emocional normal. *In:* WINNICOTT, Donald Woods. **Da pediatria à psicanálise**: obras escolhidas. Rio de Janeiro: Imago, 2000. p. 355-373. (Trabalho original publicado em 1955[1954]).

WITTIZORECKI, Elisandro Schultz *et al.* Pesquisar exige interrogar-se: a narrativa como estratégia de pesquisa e de formação do(a) pesquisador(a). **Movimento**, Porto Alegre, v. 12, n. 02, p. 9-33, maio/ago. 2006.